养　老　照　护　系　列　丛　书

韩菊 / 主编 ■
刘记红　刘燕　杨林　邵佩 / 副主编 ■

老年音乐照护

LAONIAN YINYUE ZHAOHU

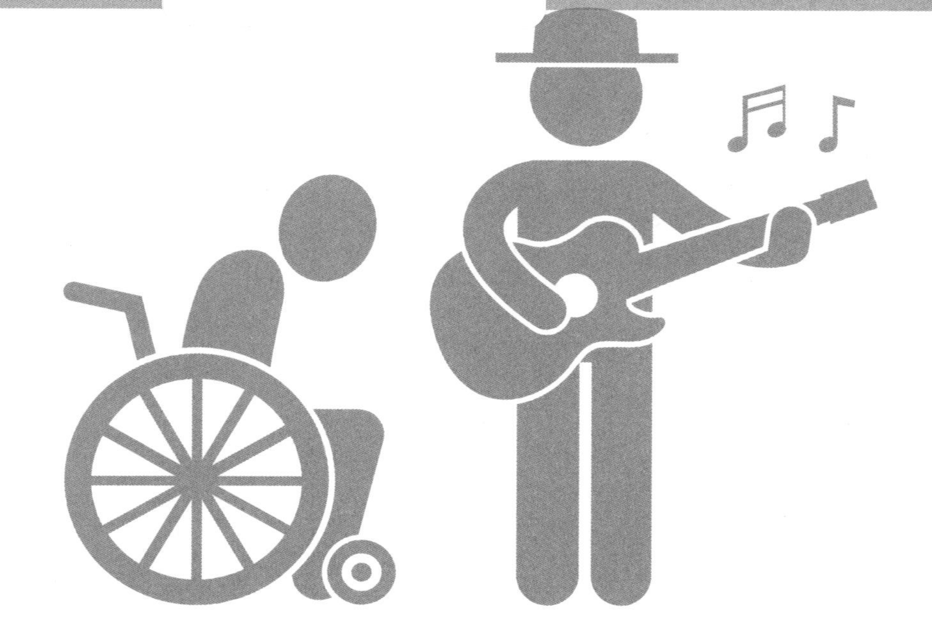

上海教育出版社

养老照护系列丛书
编委会

主　任： 王伯军

副主任： 王松华　王　欢

编委会成员：

应一也　张　令　叶柯挺　姚佳含　朱　斌

本书编委会

主　编： 韩　菊

副主编： 刘记红　刘　燕　杨　林　邵　佩

编委会成员：

董　霞　谢　扬　余凤玲　胡佳丽　王　磊

目 录

第一章　老年音乐照护概述

音乐照护是一个系统的有计划的照护过程。在照护过程中，音乐照护师利用音乐体验的多种形式，配合特殊设计的身体康复动作以及促进言语训练的发音练习等活动，来帮助被照护者，以达到身体活化、愉悦心情的效果。音乐照护是一个科学的系统的干预过程，包括不同的方法和流派理论的应用。在实施音乐照护实践中，遵循照护过程的评估、干预和评价三个阶段的工作。评估过程中，音乐照护师对被照护者的身体功能、症状表现等进行评估，并根据评估的结果设定照护长期目标和短期目标并制订照护计划。

在美国、日本等发达国家，音乐照护被广泛应用于老年疾病治疗和长期照护过程中，老年音乐照护通过为老年人提供感官刺激，改善生活质量，防止和延缓生理和精神功能的持续减退。老年音乐照护提出的观点是在任何时间都能以音乐为引导，达到促进身心健康照护的目的。

老年音乐照护被广泛用于团体及个人照护中，在社区推行实践中起到关爱社区及居家长者的关键作用。音乐照护师学习音乐照护，掌握音乐照护的规定曲目，包括古典乐、流行音乐、自创曲目等，可以带给参与活动者个人层次的身心成长。

第一节 相关的概念术语

一、老年的相关概念

（一）老年人

老年是指生物上的人体结构和生理结构上的衰老，受生物学规律和周围环境的制约，具有不可逆转性。老年期作为个体生命的最后一个阶段，尽管个体存在各种差异，但总体而言，处于这一阶段的老年人在生理、心理以及社会交往都呈现出相似的，不同于其他生命阶段的特征。

全球范围对于老年人的界定并不统一，主要是以年龄作为一个关键的指标。1956 年，联合国在研究西方发达国家人口老龄化问题基础上出版的《人口老龄化及其社会经济后果》中提出“65 周岁为个体进入老年的标志”；1982 年维也纳召开的老龄问题世界大会上，考虑到广大发展中国家的具体情况，老年人的年龄标准被修订为 60 周岁及以上；世界卫生组织（WHO）把 60 周岁作为老年阶段的起始年龄，一般而言，年满 60 周岁的人被称为老年人。

近年来，世界卫生组织对老年人的划分提出了新的标准。将 44 岁以下的人群称为青年人，45—59 岁为中年人，60—74 岁为准老年人（老年前期或年轻的老年人），75—89 岁为老年人，90 岁以上称长寿老人。我国《老年人权益保障法》第 2 条规定老年人的年龄起点标准是 60 周岁。即凡年满 60 周岁的中华人民共和国公民都属于老年人。

（二）老龄化

1. 人口老龄化。人口老龄化是指老年人在人口中的比例（也称老年比或者老年系数）的提高过程或者人口平均年龄不断提高的过程。根据世界卫生组织的定义，65 岁及以上的人口占总人口比重达到 7% 时，称为“老龄化社会”（Aging Society），达到 14% 时称为“老龄社会”（Aged Society），如果老年人口比例达到 20% 时，称为“超老龄社会”（Hyper-aged Society）。根据 1956 年联合国《人口老龄化及其社会经济后果》确定的划分标准，当一个国家或地区 65 岁及以上老年人口数量占总人口比例超过 7% 时，则意味着这个国家或地区进入老龄化。1982 年维也纳老龄问题世界大会中确定，当这个国家或地区中 60 岁及以上老年人口占总人口比例超过 10%，则意味着其进入严重老龄化。

2. 健康老龄化。1990 年第 40 届世界卫生组织哥本哈根会议上，世界卫生组织提出了“健康老龄化”的发展战略。健康老龄化是指人在迈入老年阶段后，能够继续在生理、心理、智能等各个方面，尽可能长时间地保持良好的健康状态。在人口老龄化社会中，如果绝大多数老年人处于生理心理和社会适应的健康状态，社会发展就不会受到过度的人口老龄化的影响。这里的健康指的是：老年人的个体健康、老年群体的整体健康、老年人家庭健康、老年人经济健康、社会环境健康。

2016 年，世界卫生组织发布了《关于老龄化和健康的全球报告》和《中国老龄化和健康国家评估报告》，再提“健康老龄化”，并作出进一步阐述，“全球报告”将健康老龄化定义为“为发展和维护老年健康生活所需的功能发挥的过程”，同时强调：“健康的老龄化并不仅仅是指没有疾病。对大多数老年人来说，维持功能发挥是最为重要的。”

3. 积极老龄化。世界卫生组织 1996 年的《健康与老龄化宣言》中提出“积极老龄化”的观点。积极老龄化是指以提高老年人的生活质量为目标，尽可能优化其健康、社会参与和保障机会的过程。老年人要积极参与到社会中去，要努力创造条件，让老年人回归社会，让老人有充分的机会参与所在社会的经济社会文化和政治生活，充分发挥其技能、经验和智慧。2002 年联合国第 2 届世界老龄大会将积极老龄化作为应对 21 世纪人口老龄化的政策框架，以尊重老年人的人权为前提，以“独立、尊严、照料和自我实现”为原则，承认人们在年龄增长的过程中，在社会的各个方面都享有机会平等的权利，建立“一个不分年龄、人人共享的社会，强调老年人是过去、现在和未来的中介，老年人的技能、经验和资源是一个成熟的、充分融合的、高尚的社会发展的宝贵财富”。

2021 年 5 月，第七次全国人口普查结果显示，中国 60 岁及以上人口占比超 18%，人口老龄化程度进一步加深 。2017 年 10 月，习近平总书记在党的十九大报告中指出要积极应对人口老龄化。2019 年 11 月，中共中央、国务院印发了《国家积极应对人口老龄化中长期规划》。

二、照护的相关概念

（一）照护（Care）

照护，即照料护理。由于我国的老龄化是在未富先老以及特别是在未备先老的状态下到来的，应对老龄化挑战的社会福祉的研究和普及还不够，对外来观念的引进和吸收以及制定政策上存在误区。英文的 care 和 long term care 以及日本的介护在这个时间点作为外来概念被引入中国。有的领域和行业把 care 翻译成照顾、照料、护理，有些则直接用日语的介护表示。care 是对应 cure（治愈）的舶来概念，由古英语 caru 演变而来。英文原意有对病患或弱者的关怀、援助、助力、支持、悲悯等意思。相对于疾病急性期的 cure，care 更具有在疾病治愈后维持期对人各种能力恢复的照料和支持以及互助守望等的含义。cure 治愈疾病、延长生命、减缓人体痛苦，care 则满足作为人的心理、社会等的需要。cure 和 care 概念约在 20 世纪初伴随西方现代医学体系一起引入日本，被翻译成日语“介护”。

（二）音乐疗法 / 音乐介护（Music Care）

音乐疗法 / 音乐介护，也称为加贺谷音乐疗法，1967 年起源于日本，创始者为加贺谷哲郎，后期由宫本启子会长接续深入研究，更名为“加贺谷 · 宫本式音乐疗法”。音乐疗法是音乐治疗其中一个流派，提倡“发挥音乐的特性，让心与心之间能够互相回应”，不论是小孩或老年人，都能不受对象、地点、时间的限制开心地活动。

音乐疗法利用身体语言、姿势、动作来传达意思，达到身心一体。能同时引发参与者的内在的情感，并在瞬间传达。能够针对身体的关键位置，通过基本动作（如身体的轻拍方式、转手等）和创作曲、古典音乐、流行歌曲等进行疗愈，和自己身边最有安全感的人一起建立信任关系，达到治疗效果。音乐疗法不以强迫方式，而是以尊重本人的意愿为原则，培育活出自我；同时充分发挥音乐的特性，满足美的感觉。

视野拓展

音乐疗法的特征

即兴节目：可从一个人开始带动集体活动。活动中具有同质原理、静与动的均衡、解放与自我管理的均衡、交感神经与副交感神经的均衡。

内容独特：音乐与动作的配合（如身体的轻拍方式、转手等）。利用身体来表达（达到身心一体）：身体语言利用姿势、动作来传达。

团体活动（Group Work）：应用音乐的特性引发内在的情感并在瞬间传达；音乐能使团体空间扩大。时间和空间的共有；重视音乐的开始与结束、自然反应、间奏、停止的瞬间；具有速成的效果。

自我决定：不以强迫方式，而是以尊重本人的意愿为原则，培育活出自我。和自己身边、最有安全感的人一起参与。

（三）老年音乐照护

老年音乐照护是指针对老年人的生理、心理特点，老年音乐照护师利用音乐的特性、技巧和方法，指导和带动老年人进行音乐照护活动，以满足老年人身心健康的需要，推进老年人的身心健康、自我实现、社会参与，提高老年人的生活质量。

典型案例

某护理公寓的春节联欢会上，十几名满头华发的长辈，正在护理师的照护下聚精会神地拉着二胡，弹着电子琴，演奏属于春天的第一首歌《森林狂想曲》。这支平均年龄80岁的乐队“成团”出道，用不老的音乐讲述着社区长辈丰富多彩的生活故事。演奏这些民族乐器的不是什么专业的演奏员，长辈们因为兴趣爱好聚集在一起，在互相学习、借鉴经验的基础上，组成了护理公寓第一个俱乐部——湖畔之声。他们中有大学退休教授，有中学音乐老师，也有离休老干部。为了丰富护理公寓的文化生活，在护理工作人员的积极鼓励和协助下，爷爷奶奶们成立了这支乐队。

文娱活动师介绍，护理公寓的文娱服务主要以各种活动的形式呈现。在每位长辈入住时，她会先对其进行文娱评估，了解长辈的兴趣爱好和过往经历，根据长辈的身体功能状况推荐适合他的文娱活动。根据长辈的身体功能状况，护理公寓将文娱活动主要分为适合专护区的康复文娱，适合协护区的疗愈文娱，以及适合记忆照护区的多感官刺激、怀旧疗法等。

护理院院长介绍，护理公寓记忆照护区还成立了专门的认知症专科建设团队，在总部指导下推动认知症特色专科的打造，成立了认知症文娱活动库，包含益智类、命名类、康复类、运动类、感官类、定向力训练、怀旧类、音乐疗愈等一系列的文娱活动，每天都有活动或训练，延缓长辈身体衰退的进程，提升生活质量。其中，认知症多感官刺激疗法之“人间烟火　记忆小灶”活动获得健投护理文娱案例大赛的第一名。

安养养老公众号《有温度的照护　生活同样可以很精彩！》

案例评析：音乐照护活动已经在我们很多养老机构和社区中进行。结果证明，活动能激发起老年人对生活的热爱，改善身心状况、改善情绪，音乐照护对于老年人的慢性病、认知障碍症等都具有很好的疗愈作用。音乐活动照护师可以根据老年人的特点和需求，结合所在机构和社区的情况，制定详细的计划，使老年人音乐照护能够得到更多人的认同。

第二节　老年音乐照护的理论渊源

在远古时代，人们最先从大自然中感受到空山鸟语、蝉鸣风动、松涛瀑布、潺潺泉水这些优美的自然声响，这是最原始的自然音乐。古人后来用人的声音或者乐器来模仿和再现自然界中的声音，人类尝试让自己的行为和大自然的天然乐章保持和谐。在人类早期文明中，人们相信在重要的礼仪活动中所使用的音乐，来源于超人类或者是超自然，蕴含着无法解释的力量，人们在宗教或者是健康礼仪等活动当中求助于这种力量，用来祈求神明。已出土的距今七八千年的新石器时代的文物中，有些图案展示了当时的舞蹈音乐行为和保健治疗的意图，比如仰韶文化、马家窑文化、龙山文化等等。人类运用音乐来丰富人的精神生活，影响人的精神状态，起到休闲养生、防病治病、延年益寿的作用。

一、我国老年音乐照护的理论渊源

（一）民间神话传说中的音乐

上古时期，我国就有伏羲制造乐器的神话传说：伏羲曾经用梧桐树木料和丝线做了一种名叫瑟的乐器。瑟身长 7 尺 2 寸，有 27 弦（也有 25 弦之说），这大概是人类历史上第一件乐器。据说伏羲创作了《驾辩》《扶来》等著名乐曲，能够利用人内心的欲望来控制人的心智。传说尧舜禹时期，尧让夔做掌管音乐的乐正官，夔拍打敲击各种石头，就能演奏出动人的乐曲，各种禽兽听了都会和着节拍跳起舞来。夔还仿照山川溪谷的声音作了一首乐曲，名叫《大章》，听了让人心情舒畅，性情和顺。

（二）中国古代音乐治疗的历史发展

春秋战国末期《吕氏春秋・古乐》中记载了用歌舞的方式舒筋通络，首次出现用引导呼吸的技术来治病，这是歌唱音乐辅助治疗身心疾病相关理论的重要组成部分。

中国第一部音乐理论著作《礼记・乐记》中记载："夫乐者可以善民心，致乐，以治心者也。"意思是音乐可以使民心向善，好的音乐能够治理民心，阐述了音乐与人的身心健康和社会行为健康相关。

《黄帝内经》立足于五行相生相克的辩证关系，总结了针对情志导致身心疾病的情绪疏导方法，主张"修节止欲调喜怒，发泄疏导解郁忿，移情易志求解脱，以情胜情调七情"。《黄帝内经》中还有很多篇章论述了五音与五脏的关系，记载了五声和五音对经络传感的影响，运用五音与人体内脏情志人格的密切关系，与天地时空的变化相对应。

魏晋时期著名的学者、音乐家嵇康所著的《养生论》《明胆论》《生无哀乐论》《答辩养生论》等文献都对音乐影响人的身心健康做了阐述。他觉得音乐能够影响人的身心："感知以太和，导其神气，养而就之；迎其性情，致而明之……故曰，移风易俗，莫善于乐。"嵇康的音乐强调了对人的教化功能。如他的古琴曲代表作《广陵散》，表现出一种自由超脱的风格，反映了音乐艺术形式对于人的心性影响的客观性。

隋唐时期，隋朝天台宗高僧智顗法师所著的《修习止观坐禅法要》一书中提出了六字诀方法，阐述了呼吸发声与人身心健康的关系，是歌曲演唱治疗技术最早的理论文献依据之一。白居易在《好听琴》诗中写道："一声来耳里，万事离心中。清唱堪销疾，恬和好养蒙。"

北宋沈括的《梦溪笔谈》从声和词之间的辩证关系入手，诠释了音乐和诗之间的表现关系，强调了诗词内容和主题对人身心健康有重要的影响。

元代燕南芝庵所作的《唱论》在歌曲演唱技巧方面有大量的论述，也对音乐的调式和思想情感之间的关系做了系统论述，阐述了歌曲调式和人的情绪存在一定的对应关系。

明朝张介宾的《类经图翼》以及清朝徐灵胎的《乐府传声》也有关于音乐疗护的记载。

视野拓展

五行音乐疗法

我国传统医学认为，五脏可以影响五音，五音可以调节五脏。宫商角徵羽，五音调和搭配。中医的经典著作《黄帝内经》在两千多年前就提出了"五音疗疾"的理论。《左传》中更说，音乐像药物一样有味道，可以使人百病不生，健康长寿。古代贵族宫廷配备乐队歌者，不单是为了娱乐，还有一项重要作用是用音乐舒神静性、颐养身心。

古代的音乐和现在有所不同，只有五音：宫、商、角、徵、羽。这五个音阶分别被中国传统哲学赋予了五行的属性：土（宫）、金（商）、木（角）、火（徵）、水（羽）。音乐可以深入人心，在中医心理学中，音乐可以感染、调理情绪，进而影响身体。根据每个人自身的身体结构不同，五脏在脏气上的差异，配合不同的音乐，就可以实现五音防病、养身。运用五行原理，使它们相生相克，又相互制约，五音搭配组合，适当突出某一种音来调和身体。在繁体字中，樂、藥、療三字同源，音乐与药物、治疗具有天然的联系。音乐可以舒体悦心、疏通气血、宣导经络，与药物治疗一样，对人体有调治的能力。音乐有归经、升降浮沉、寒热温凉，具有中草药的各种特性。而且音乐需要炮制，同样的乐曲，可以使用不同的配器、节奏、力度、和声等，彼此配伍，如同中药处方中有君臣佐使的区别一样。用音乐治疗，也有正治、反治。让情绪兴奋者听平和忧伤的乐曲，是最常用的方法。还可以使乐曲与情绪同步，帮听者宣泄过多的不良情绪，例如以如泣如诉的乐曲带走悲伤，以快节奏的音乐发泄过度兴奋的情绪。

表 1.1　五行五脏五志五音的对应关系

五行	木	火	土	金	水
五脏	肝	心	脾	肺	肾
五志	怒	喜	思	悲	恐
五音	角	徵	宫	商	羽

二、国外老年音乐照护的理论渊源

早在远古时代，人们就自发运用音乐来调节情绪。古希腊哲学家提出了音乐对人心理的影响。自 19 世纪开始，医学界介入音乐治疗研究，直至 20 世纪，音乐治疗逐渐成为一门系统的、被研究者和公众广泛认同的学科。

最早运用音乐治疗的是原始部落时代的巫医。在古埃及，巫医治病时除了给病人服用一些有疗效的天然药物之外，还采用一种仪式：对病人手舞足蹈，口中念念有词，哼唱小调，这种方式不仅起到暗示作用，也使病人内心得到很大的安慰，心情变得舒畅，病情趋于好转。

在古希腊，人们认为音乐对于思想情绪和躯体的健康具有特殊的力量。传说公元前 600 年，斯巴达凯里斯通过音乐的力量制约了一场瘟疫的蔓延，专职唱圣歌的人对情绪紊乱的患者进行治疗等等。亚里士多德认为音乐有情绪宣泄的价值，柏拉图把音乐描述为心灵的药物。

中世纪，罗马帝国衰败以后，基督教在西方文明中成为主要的力量。很多政治家和哲学家相信音乐对人的疾病可以有效改善。

在文艺复兴时期，音乐不仅被用来治疗抑郁绝望和疯狂，而且被一些医生描述为具有预防功能的药物，他们认为特定的音乐是促进情绪健康的有力工具，音乐可以帮助人们保持对生活的积极态度。

18 世纪后，随着对医学科学的更多强调，音乐在治疗中的地位慢慢降低，仅仅在一些具有多学科交叉整体观念的医生的治疗个案当中使用。

音乐治疗作为一门独立的学科最早在美国建立，至今美国仍然是音乐治疗最发达的国家，在世界音乐治疗发展中起着主导作用。美国音乐治疗最早的参考文献是在 1789 年发表在美国《哥伦比亚杂志》上的一篇未署名文章，文章的标题是《音乐的生理思考》，表述了直到今天还在使用的音乐治疗的基本原则。

视野拓展

布莱克威尔音乐实验

1878 年 3 月 6 日，由兰登·爱德华兹编辑，发表在纽约《世界》报纸上的《作为精神医疗的音乐》描述了发生在布莱克威尔岛及现在的罗斯福岛上的一系列的实验。在这个岛上有一所为照顾纽约城里贫穷的精神病患者而设置的著名机构，进行了一系列试验，测试精神失常者对于独奏者和独创者提供的现场音乐的反应。音乐家们为病人集体演奏音乐，随后进行了九次个案治疗，还有政府官员在旁边观看。文章还阐述了以前在四个相似场合所做的实验，这个音乐实验对大范围减轻精神病人痛苦做出了尝试。在整个 19 世纪，很多音乐家、医生、精神病学家以及一些有兴趣的个人都在支持音乐治疗这一独特的治疗形式。虽然这些人彼此独立工作，对于音乐治疗全面推广没有起到充分的促进作用，但是有关音乐治疗的文章在期刊上出现得更加频繁，大众开始意识到音乐治疗的可能性。

典型案例

金代张子和《儒门事亲》中记载：某富家小姐在听到父亲在外不幸身亡的消息之后，因为悲伤痛哭、不思茶饭，导致两肋疼痛、胸部结块。治疗师采用了以喜胜忧的治疗方法，以快乐的音乐做情绪开导，使其胸部结块渐散，恢复了正常生活。明朝著名的儿科医学家万全在《幼科发挥》里记载了五个小儿间歇性的寒战、高热、手足交替抽动、喜睡、二目不能睁等症状，治疗师令其家中平日一起玩闹嬉戏的小孩，取小钹之物，在房中床前歌舞以娱之，半天的工夫，小儿的这些症状就全部消失了。

案例评析：这是音乐治疗在我国古代儿科领域最早的经典案例。案例说明音乐艺术本身就是情绪情感的艺术，音乐一定会在人的情绪和情绪相关的身心疾病当中发挥重要的作用。

第三节　音乐治疗和音乐照护的关系

音乐照护是从音乐治疗中分离出来的一个重要分支，是音乐治疗的一种创新和发展，是更加普及化的一种应用。二者的原理、目的、功效基本一样，但在实施的对象、从业人员的要求、环境的准备、乐曲的选择以及照护的形式方面有明显不同。

一、音乐治疗

音乐治疗（Music Therapy）也称为音乐疗法。音乐治疗界比较认可的定义是美国音乐治疗理论家布鲁夏（Bruscia）在《定义音乐治疗》（1989）一书中对音乐治疗提出的定义："音乐治疗是一个系统的干预过程，在这个过程中，治疗师运用各种形式的音乐体验，与服务对象建立起治疗关系，帮助其恢复健康。"世界音乐疗法联合会（WFMT）对于音乐疗法的定义为：音乐疗法是合格的音乐治疗师与来访者合作，运用音乐或者音乐要素（声音、节奏、旋律与和弦），通过治疗程序，达到建立和促进交流、交往、学习，调动积极性，自我表达，促进团体和谐，以及其他相关治疗目的，从而满足身体、情绪、心灵、社会和认知的需求。日本田中多闻医生对音乐治疗的定义是：把音乐作为媒体使用的医学治疗方法，主角是音乐治疗医生，根据医生的处方，音乐家、护士、临床的心理医生相互协作，完成治疗过程。中国音乐治疗研究者张鸿懿认为：音乐治疗以心理治疗的理论和方法为基础，运用音乐特有的生理、心理效应，使求治者在音乐治疗师的共同参与下，通过各种专门设计的音乐行为，经历音乐体验，达到消除心理障碍，恢复或增进心理健康的目的。

视野拓展

音乐治疗的基本特征

以音乐为媒介，利用音乐对情绪的巨大影响来改变人的精神状态，进而改变人的思想认识，或引起人的身心变化。实践证明，音乐可以治疗神经症、身心疾病及精神病，还可以治疗偏瘫，训练弱智儿童，治疗儿童孤独症，减缓老年人智力的衰退，减轻孤独感，预防退休综合征等。

音乐活动是一种人与人之间的情感交往的桥梁。当疾病使人与外界的正常联系减少，产生孤独感的时候，音乐是弥补这种情感需要的一种良好的手段。音乐活动为患者提供了一个通过音乐和语言交流来表达、宣泄内心情感的机会。音乐活动具有心理自助的作用。当一个人处于悲伤、不满、压抑、痛苦时，利用音乐可以让人的情绪得到发散，解开心中的情结，从而抒发情志，净化心灵，达到心理自助的目的。

音乐具有一定的社会性，可以训练个人的社会合作、协同能力。心理辅导者通过组织各种音乐活动，如合唱、乐器合奏、舞蹈等，为被辅导者提供一个安全愉快的人际交往环境，让他们逐渐地恢复和保持自己的社会交往能力。

音乐治疗能够对患者混乱无序的身心起到调节作用。不同乐器作用于人的器官时，所用乐曲的旋律、速度、音调不同，其对人产生的作用也不同，可能产生镇静安定、轻松愉快、活跃兴奋等体验，从而调节情绪，稳定内环境，达到镇痛、降压、催眠等效果。

虽然各国对音乐治疗没有统一的定义，但都承认音乐治疗是以音乐为媒体来进行治疗，都肯定音乐治疗的目的是促进健康。而分歧在于日本田中多闻医生认为音乐治疗是“医学治疗方法”，更倾向于把音乐治疗定位于医学治疗方法的一种；中国张鸿懿认为音乐治疗的目的是“消除心理障碍，恢复或增进心理健康”，更倾向于认为音乐疗法是心理治疗的一种方法。布鲁夏的定义则没有指明音乐治疗究竟是医学的还是心理的治疗方法，只说明音乐治疗是为了“帮助被帮助者达到健康的目的。”

二、音乐照护和音乐治疗相同点

音乐照护和音乐治疗都是音乐的特殊运用，目的在于利用音乐的本性和特质给参与者带来身心安抚，促进其心理、生理、人际关系和社会活动方面的改进。音乐照护和音乐治疗，对于人生理、心理、人际关系和社会活动方面的影响和功效基本相同，都是利用音乐的旋律、节奏、和声、曲调等帮助人们放松身心、减少焦虑、增进健康。

三、音乐照护和音乐治疗的不同点

（一）对象不同

音乐照护不分男女老少，不分人群，不管对象是谁都可以参与。音乐治疗强调的服务对象是有病症和病理状态的人群。

（二）环境要求不同

音乐照护一般不受时间地点对象的限制，环境相对自由宽松。音乐治疗需要在特殊的事先安排好的环境当中进行，以音乐为特色，以治疗为核心。

（三）实施和带领人员要求不同

音乐照护的带领者，不一定是专业的治疗师，即使对于音乐是外行的人，也可以学习参与照护，实施带动。音乐治疗的实施者必须是专业的音乐治疗师，除了要有音乐的相关素养以外，还需要具备生理学、心理学以及治疗的基本知识。但是二者都需要经过专业的培训和学习。

（四）乐曲的选择不一样

音乐照护选曲倾向于音乐的自由性，满足美的感觉，节奏简单欢快，有利于用身体动作来表达情感。音乐治疗乐曲的选择是根据治疗对象，选择针对性的音乐，音乐的风格不同，功能则不同。如果选择的曲目错误，可能会出现更糟糕的情况。音乐治疗是以治疗为目的，所以选乐曲要着重考虑对身体健康的影响。

（五）运用方法和表现形式不一样

音乐照护是以音乐为表现形式，可以采用唱歌、舞蹈、乐器演奏、心理情景剧等方式，可以是个体或者团体，通常以团体为主进行。音乐治疗的形式有主动式音乐治疗、被动式音乐治疗、个别音乐治疗和团体音乐治疗。不同形式的音乐治疗可以运用和发挥的治疗要素是不同的，需要根据服务对象的状况实施。音乐治疗师在选择方法的时候要考量治疗对象的个体情况，针对性地进行方案设计，选取合适的治疗形式。

视野拓展

用音乐照顾自己

音乐照顾技术（Music Self-Care）源自音乐引导想象技术（Guided Imagery and Music，GIM），是由美国著名音乐治疗家海伦·邦尼（Helen Lindquist Bonny）创立的。通过特定编排的西方古典音乐组合帮助来访者在深度放松的状态下进入潜意识，深入探索内心世界的不同部分，达到对自我的理解和人格成长。GIM的实施需要专业的音乐想象治疗师。音乐照顾技术则每时每刻都可以自行完成。音乐自我照顾分五个步骤：1. 自我觉察；2. 自我接纳；3. 自我共情；4. 选择音乐；5. 用音乐自我照顾。在浩如烟海的音乐世界里，每个人都有自己个性化的选择。大家可以经常练习，在自己的音乐库里找到照顾自己的音乐。

北京大学安定医院公众号，2022 年 4 月

典型案例

新华报业网2017年11月4日报道，江苏省老龄产业协会、建邺区民政局主办了“为爱护航，音为有你——庆十九大，养老、孝老、敬老”主题活动，给老人们带来一种新型养老治疗模式——音乐照顾。

住在兴隆街道奥体社区的钱阿姨告诉记者：“第一次听说音乐照顾。”65岁的她，目前精神奕奕，腿脚灵便，还能和老伴一起帮孩子带孙子，但“对接下来的10年，有危机感”，“音乐照护”对她这样的准老年人来说，是个新鲜话题。此次主题活动在老年音乐照护师的带动下温情开场。上百平方米的舞台上，志愿者让老人们围成一个圆，每位老人都能看到在场每一个人的动作和表情，在志愿者的指导下，学习基本动作。随着音乐声起，老人们开始踩着音乐节奏动起来，时而上下拍打身体，时而前后左右转动手腕，时而揉搓手指，时而上下拍打手臂……“音乐明快高亢，节奏感强，让人自然而然地动起来。”住在清竹园小区的吴阿姨跳完觉得，“几个曲子下来，出了一身汗，身上热乎乎的，不累，也很舒服。”

此次活动的开展，让“音乐照顾”给更多老人带来快乐的同时，还有助于建邺区居家养老、医养融合的品质提升。

新华报业网，有删减

郑乾　2017年11月

案例点评：音乐照护，任何人都可以参与其中，特别是老年人，他们不仅能全程跟上节奏，甚至还站起来和带动师进行互动。在音乐照护中释放自我，增强自信。

第四节　老年音乐照护的现状与发展

音乐照护经过了70年的发展，已经成为音乐治疗的一个重要流派。音乐治疗经过长期的发展，目前已经成为医学系统当中一个重要的分支。在发达国家，音乐治疗的软件硬件发展相当迅速。相比较而言，目前我国的音乐治疗水平和国际先进水平还有一定差距，音乐照护在我国刚刚起步，但是，基于我国传统文化的优势、社会发展的需要，通过软件的发展、硬件的投入、人才的培养，音乐照护的发展潜力不断凸显。

一、中国现当代的音乐治疗和音乐照护

中国当代音乐治疗出现在20世纪80年代后期。1980年，美国亚利桑那州立大学华裔音乐治疗教授刘邦瑞在我国中央音乐学院进行了关于音乐治疗学的讲学，这是第一次对音乐治疗的系统科学的介绍。1984年，北京大学张博源等人发表了《音乐的身心反应研究实验报告》，这是中国第一次发表的关于音乐治疗科学的研究报告。1986年，北京音乐学院高天发表了《音乐对于疼痛的缓解作用研究》。1989年，中国音乐治疗学会正式成立。1994年，普凯元出版了专著《音乐治疗》。1995年，何化君、卢廷柱出版了专著《音乐疗法》。2000年，张鸿懿编著了《音乐治疗学基础》。

中国音乐治疗虽然起步比较晚，但是经过各个领域人才的共同努力，已经在临床科研、人才培养等方面取得了初步成效，尤其在孤独症儿童治疗、老年疾病防控、边缘人群行为矫正、心身疾病治疗、药物依赖防控等领域取得了一些成果。

20世纪90年代初，我国建立了专门的音乐治疗协会。在精神病院、康复机构、养老机构、特殊儿童教育机构、疗养机构、心理咨询机构等地方，设立了300多所具有音乐治疗功能的机构。

中国现代音乐治疗开始于20世纪80年代，但此后发展基本停滞，我国大学音乐治疗人才培养真正起始于2003年（中央音乐学院开始招收本科生），目前国内还有星海音乐学院、武汉音乐学院、上海音乐学院、四川音乐学院等11所高等院校设立了音乐治疗专业，其中以培养本科生为主，也有少量硕士和博士。总体而言，近年国内音乐治疗人才培养虽取得进步，但人才供给能力仍很不足。

二、美国现代的音乐治疗

现代意义的音乐治疗最初是产生于二战时期的美国。在美国的野战医院里，有大量伤员需要治疗，可是，当时的医疗条件相当差，伤兵们情绪极差，导致手术后的感染率和死亡率极高。一位医生尝试用留声机播放士兵们熟悉的歌曲，希望可以缓解伤员们的不良情绪，让人意外的是，伤员们的情绪不但稳定下来了，就连手术后的愈合期也缩短了。这一发现立刻受到重视，并被迅速推广开来。1944 年和 1946 年，在美国的密西根州立大学和堪萨斯大学先后设立了音乐治疗课程来培养专门的音乐治疗师，音乐治疗作为一门新兴的学科诞生了。

三、日本现代音乐治疗的发展

日本的音乐治疗受到美国的影响。20 世纪 60 年代初，樱林仁的《生活之艺术》一书在东京出版发行，是在日本出版的第一本有关于音乐治疗方面的专著。樱林仁为推动日本音乐治疗的发展迈出了重要的第一步。在 1970 年，樱林仁倡导并发起了“日本音乐心理学音乐治疗座谈会”。1986 年 5 月日本成立了“bio-music 研究会”，是以心理学家、演奏家、医学工作者、教育家等理论界人士组成的专门研究音乐治疗学的专业机构。1994 年 4 月，40 余位活动家组织并发起了“日本音乐治疗临床应用协会”。1995 年 4 月，“日本 bio-music 研究会”和“日本音乐治疗临床应用协会”合并成“全日本音乐治疗联盟”，成为日本音乐治疗学界的统一管理机构。联盟成立标志着日本的音乐治疗迈进了更加成熟、更加科学的发展阶段。2001 年 4 月联盟更名为“日本音乐治疗学会”。日本的音乐治疗从起步到现在经历了曲折和多元化的发展阶段，目前已形成了具有国家特色的、有规模的音乐治疗学体制，在世界音乐治疗学的舞台上占有重要的地位。

四、老年音乐照护的发展趋势

“音乐照护”从 20 世纪 60 年代在日本、中国台湾等国家和地区的社区、养老机构推广，非常受欢迎。2012 年之后，国内很多地区，包括北京、上海、山东、江苏、浙江等地方的养老机构社区也开始进行推广。自2019年开始由上海福祉实业有限公司的总经理韩菊女士牵头带领专家团队潜心研究，融入了中国的红歌、戏曲等元素，开发出了具有“中国特色的老年音乐照护”。

老年音乐照护可以让老年人得到身心和智能方面的改善、稳定情绪，达到自我实现的需要，这也是老年音乐照护最核心的效果。

老年音乐照护生活化的动作和充满童趣的怀旧疗法，不仅适合一般健康老人，对失智、失能老人等更有针对性。随着我国养老产业的不断发展，这种新型、有效的养老照护模式一定会得到进一步推广。

视野拓展

音乐治疗法在国内发展的主要问题包括：

对音乐治疗的认知不足。由于音乐治疗这门新兴学科的特殊性，中国社会目前对其还没有足够的认识，消费者认知度低且研究人员亦未有很高的认知，甚至一些学者对于音乐的治疗功能也持怀疑态度。

研究工作学科分离现象严重。音乐治疗是一门集音乐学、医学、心理学、教育学等多种学科为一体的边缘交叉学科。目前我国音乐治疗的学术队伍基本上包括三大阵营：音乐学、医学和心理学。这三大学术阵营各有专攻，极少能通力合作、共谋发展，导致了学术研究的片面性，研究成果难以达到较高学术水准。

音乐治疗缺乏统一标准和规范性。在音乐治疗中，音乐处方的选择、环境音乐强度以及节奏的控制等均缺乏系统的量化标准，使音乐治疗的科学性未能充分体现。

音乐治疗在国内缺乏制度保障。目前，中国尚无音乐治疗师正规管理机构和资质认证体系。这种认证制度的缺失，一方面使中国音乐治疗从业人员难以得到制度上的认可和保障，另一方面也使中国音乐治疗专业人员的就业发展受到了很大的限制和影响。

音乐治疗人才供给能力不足。对音乐治疗了解认知的专业人才稀缺，对音乐治疗、音乐照护的推广范围有限，这方面的人才供给远远小于社会发展需求。

典型案例

近日，沪东新村街道朱家门老年日托所引入了来自日本的音乐照护模式，使之成为受老人们欢迎的活动。朱家门老年日托所的社工到南京专门学习了音乐照护。音乐照护一方面是安抚被带领者的情绪，并让他们彼此建立起联系；另一方面，通过简单的动作和轻松的音乐，让老人们有机体上的锻炼。朱家门日托所负责人周玉琴表示，之前也曾聘请一些康复师带领老人做康复锻炼，而康复训练需要长期坚持才能有效果，“老人们觉得康复训练枯燥，没兴趣，而‘音乐照护’开展至今不到一个月，参与的老人已越来越多”。

《新民晚报》，有删减

陈烁 2016 年 11 月

案例点评： 日托中心开展音乐照护，使得任何人都可以参与其中，这是音乐照护的一种推广模式，也是音乐治疗更加普及化的一种方式，但是还需要对相关人员进行专业培训，也需要专业化的指导。

本章小结

本章节是《老年音乐照护》一书的开篇，从概念定义开始进行分析，因为音乐照护概念的产生是基于音乐治疗的基本原理，之所以能够对照顾对象产生作用和疗效，是因为音乐的本质和特性，以及作为照护师对该技术的开发设计和运用。因此了解定义、音乐治疗的历史、音乐照护现状和趋势，能帮助我们进一步认识在我国还处于起步阶段的音乐照护，对于我国养老和健康照护事业产业的发展具有重要意义。

第二章　老年音乐照护的理论基础

老年音乐照护基于生理学、心理学、人际关系学等学科，并涵盖了音乐医学、心理学、运动学、美学等学科的基本原理。

第一节　老年音乐照护基础

西方早期的精神医院利用音乐的节奏和旋律，对于精神病患者进行康复治疗。人们把音乐作为一种药物和康复的媒介，其具有生理学、心理学、人际沟通和社会关系作用。

一、老年人生理变化

人的老化过程主要是从生理形态变化开始，主要反映在人体内部的细胞、组织、器官以及身体各功能系统的变化。细胞的变化是人体衰老的基础，主要表现为细胞数量的逐渐减少。由于内脏器官和组织的细胞的数量减少，脏器发生萎缩，重量减轻。器官在长期活动中的消耗和劳损也会引起功能衰退。人的主要器官包括心血管系统、呼吸系统、消化系统、泌尿系统、生殖系统、运动系统、内分泌系统、神经系统、感觉系统等，生理功能随着年龄的增长发生慢性退行性变化，并呈现出各自相应的特点，出现功能失调和慢性病。另外，随着年龄的变化，人的体态和外形也随之发生变化。

二、老年人心理变化

人到老年，因为身体各种退行性变化，会产生一些心理问题。老年人的心理健康状况体现出其生活适应能力，是与其生活质量密切相关的。老年人的心理变化主要包括以下几个方面：

（一）认知功能变化

进入老年，视觉、听觉敏锐度逐渐下降，学习速度明显变化，注意力分配不足，记忆容易出现干扰或者抑制，这些影响到老年人的生活，造成心理困扰，出现挫折感和失败感，可能导致抑郁、焦虑、愤怒等负面情绪的出现。

（二）智力变化

进入老年，智力衰退并非全面性衰退，还具有很大的可塑性，介入适当干预使其坚持用脑和活动锻炼，有利于保持老年期较好的智力水平和社会功能。

（三）情绪情感变化

进入老年，生活中负面事件多发，生理功能逐渐老化，老年人会经常产生消极的情绪体验和反应。因此面对现实，安排好晚年生活，保持美好和充实的情感生活是提高生活质量的重要方面。老年人积极的情绪情感主要包括愉快感、自尊感，常发的消极情绪主要包括紧张、害怕、孤独寂寞感、无用失落感以及抑郁等。老年人还容易出现固执、爱唠叨、怀旧情绪、小心谨慎等情况。有些老年人还会出现“返老还童”现象，出现儿童化语言和行为。

（四）老年常见的心理问题

由于生理和心理的逐渐老化，容易出现一些心理问题，主要包括离退休综合征、老年抑郁症等，主要原因是社会角色的转变导致心理不适应；或者是随着年龄的增长，视力下降、听觉迟钝、动作反应缓慢、与社会接触少，这些衰老变化易引起老年人情绪上的焦虑、抑郁和孤独感。另外，有的疾病能直接影响老年人的心理机能，如脑动脉硬化症、高血压、冠心病。有的老人长期患病，卧床不起，生活不能自理，会觉得成为他人的累赘，心情便会焦虑抑郁。

三、音乐照护作用机制

（一）物理作用机制

从物理上看，音乐是一种有规律的机械波（声波），由于空气分子的震动形成。音乐含有各种频率的声波，人耳可以感知的声波频率范围为20—20000 Hz。具有一定规律和变化的声音振动作用于人体各部位时，胃收缩、肠蠕动、肌肉收缩舒张、脏跳动、脑电波等随之产生和谐共振，促使各器官节律趋于协调一致，改善各器官的紊乱状态，从而解除疾患，促进康复。

（二）大脑作用机制

大脑皮层主要的功能区分为额叶、顶叶、颞叶、枕叶。额叶主要负责运动、注意力和执行功能，位于中央沟的前方，又称为前额叶。顶叶主要负责视觉空间功能，位于头顶后部。颞叶主要负责记忆和情绪，位于大脑外侧沟下方。枕叶主要负责视觉功能，在大脑的后部。音乐活动涉及听觉、视觉、躯体、感觉、运动系统、认知系统等。音乐能够刺激和影响大脑某些神经递质，从而改善大脑皮层功能；同时能够直接作用于边缘系统下丘脑，人脑主管情绪的中枢，能对人的情绪进行双向调节。音乐能改善大脑结构和功能，协调大脑左右半球促进人的智力发展，使人产生不同的生理反应，比如心率、脉搏、血压、皮肤电位反应、肌肉电位运动内分泌和体内活性物质以及脑电波等等。大脑听觉中枢和痛觉中枢都在大脑颞叶，音乐刺激听觉中枢对疼痛有抑制作用，同时音乐还能提高脑垂体中内啡肽的浓度，而内啡肽能抑制病痛，所以音乐有镇痛的作用。情绪的紧张状态能够直接导致内脏器官的病变，音乐能调节人的情绪，所以也能对人们某些身心疾病进行辅助治疗和康复。

（三）心理作用机制

音乐具有独特的能力，能够激发行为思想和记忆中的情绪成分，引起情绪反应。通过音乐聆听、音乐角色扮演、表达式即兴演奏、作曲练习等活动，可以改善情绪、控制情感、表达认知、现实定向，增强社交互动，提高心理社会性功能。

音乐能影响人的性格情感，对人格成长至关重要。音乐包容了人情感的各个方面，所以能够有效地塑造人格，能够超越意识直接作用于潜意识，所以在心理照护方面也有特殊的功效。

音乐引导想象（Guided Imagery and Music，GIM）是美国音乐治疗家海伦·邦妮创立的，以音乐为中心对意识进行探索的，用特定排列组合的古典音乐来持续地刺激和保持内心体验的动力的方法。

保罗·诺道夫和克莱夫·罗宾斯认为每个人都具有先天的音乐能力，这种能力可以通过对于个人成长和发展的治疗而被激发出来。他们重视服务对象对爱、安全感、自我实现的需求，认为通过使用即兴演奏音乐，可以唤醒人类本能的创造力，从而达到服务对象的自我实现需要。

2. 心理动力学理论

以弗洛伊德为代表的心理动力学派认为：音乐可以作为自由联想的工具；音乐可以作为投射的载体，成为自我分裂部分的载体；音乐可以作为转移的对象；音乐可以作为情绪的容器，或者是支持环境；音乐可以作为镜子；音乐可以承载移情和反移情，以及主体间的反应。

视野拓展

日本顺天堂大学板尾健一的实验

听上几段看不见又摸不着的旋律，就能使我们舒缓下来。这背后的原理是什么呢？针对这一问题，日本顺天堂大学的板尾健一及其合作者设计了相应的实验程序对此进行了探究。他们招募了12位年龄从20岁到40岁的女性志愿者，按年龄分为20岁组、30岁组以及40岁组。在实验主持者的指导下，完成了一个简短的纸笔测试。这之后，志愿者们被安排戴上特制的静音耳机，最初的5分钟耳机里没有声音，接着播放3分钟的音乐，然后又呈现5分钟的静音，如此循环3次。在这3次循环里，志愿者们会分别听到3种音乐：古典音乐《卡农》、疗愈纯音乐《Close to You》(钢琴曲)、日本流行音乐《こんな世界を愛するため》。实验过程中，每位志愿者都单独连有相应传感器，并分别在单次的实验前、实验中、实验后测得3个体温数值。这些生理数据被用来评估她们在参与音乐实验前后的压力水平。实验人员对获得的心率、血流量以及体温值这3种数据进行了分析，得出了志愿者们在实验前后的压力水平。

1. 心率变化。通过对比3次测量得到的结果，实验人员发现志愿者们在听古典音乐和疗愈纯音乐时，交感神经系统受到抑制，而副交感神经系统的活动得到加强，即变得更为放松。

2. 血流量变化。实验人员在志愿者们的指尖安装了一个传感器，记录了她们听音乐之前和听音乐期间的血流量。数据显示，听古典音乐时，听者的血流量增加，表明古典音乐有放松的效果。相比之下，志愿者们在听日本流行音乐和疗愈纯音乐时，血流量没有显著变化，这表明二者的放松效果不如古典音乐明显。

3. 体表温度变化。研究人员比较了听音乐前和听音乐时志愿者们体表温度的差异。平均而言，在听了古典音乐和疗愈纯音乐后，志愿者的体表温度都有所上升，这表明她们更加放松了。不仅如此，实验者还发现在听了疗愈纯音乐后，志愿者体表温度的升高尤其显著。

总的来说，这些结果表明，听古典音乐可以让我们舒缓压力、放松身心，疗愈纯音乐也有一定的放松效果。

鹿鸣心理　《音乐何以“疗愈人心”?》

四、社会作用机制

音乐活动经常会以集体参与的方式进行，这种共同参与的过程有助于建立良好亲密的合作关系。音乐活动需要参与者进行合作，使参与者在音乐活动过程中，学习与他人合作和相处的能力和技巧，从而对于他的日常生活习惯产生潜移默化的影响，所以对于人的社会关系的修复也有积极的作用。

音乐活动包括歌唱、乐器演奏、律动等等，是一种社会性的艺术形式，本身就是社会交往活动。音乐照护通过各种音乐活动，比如合唱、乐器合奏、舞蹈等，为照护对象提供一个安全、愉悦的人际交往环境，可以促进他们恢复和保持自己的社会交往能力。参与者在音乐照护活动过程中学习和提高人际能力、语言能力、社会参与能力、行为自我克制能力、与他人合作的能力。

五、美学作用机制

和音乐一样，美也是人类特有的体验。美学一词最早由德国哲学家亚历山大・戈特利布・鲍姆嘉通（Alexander Gottlieb Baumgarten）在 1750 年提出，他说美学的目的在于感知认识的完善，这种完善就是美，审美就是人的感性体验。美是人们对生命的重要体验。人类的生命无论是幸福快乐还是饱受痛苦，它的共同特点就是美。一个人体验到了美，就体验到了生命本质的力量。美的体验像一座桥梁，把音乐和生命紧紧连接在了一起，一个人如果能够在音乐之中体验到美，也能体验到生命的美，体验到自己积极的生命力。音乐可以有各种各样的风格和各种各样的情绪，有高雅的也有低俗的，具有音色、音高、节奏等音乐的基本要素，就具备了美的特质。

与视觉艺术不同，音乐是一门听觉艺术，看不见摸不着，更大程度上是依赖于人的心理活动，比如听者的愉悦感、紧张度、兴奋度如何随着节拍的变化而变化。无论是文学、绘画还是舞蹈等各种艺术形式，都是人类对于美的追求的主观感知，音乐是人内心世界的外化表现，最能激发人内心深处对于自我本质力量的体验。

在音乐照护过程当中，通过照护活动，参与者感受音乐的美，在音乐的伴随下进行自我疗愈、自我康复。美的音乐不仅可以帮助参与者宣泄压抑已久的消极情绪，也可以唤醒他们对于美的体验，唤醒内心的积极的生命的力量，引导参与者走出困境、摆脱痛苦。

典型案例

上海音乐学院（以下简称上音）音乐工程系主任、作曲家于阳教授介绍，自2020年起，上音就已经和上海多家知名医院合作推动音乐治疗。他们提供了冥想康复音乐理疗方案，通过古琴定制化音乐帮助聆听者放松心情，结果显示可以有效地缓解医护人员的焦虑。另一个合作研究项目结果显示，音乐能帮助肿瘤患者康复，改善恐惧和焦虑，提高生活质量。

在健康大众领域，“声睡计划”将音乐助眠带入了大众视野，通过多种空灵乐器的合奏帮助聆听者安然入睡。

文汇报，有删改

唐闻佳　2022年11月30日

案例评析：音乐与人的内心世界关系是最为直接和贴近的，能激发人内心深处对于自我本质力量的体验。人在美妙音乐的演奏中，进行的是一个自救的过程，音乐不仅可以帮助人们宣泄压抑的消极情绪，更重要的是可以唤醒对于美的体验，以及内心积极的生命的力量。

第二节　老年音乐照护的目的和功效

音乐照护是运用音乐的特殊性，在专业人士的带动下，配合特定设计的身体康复以及促进言语训练的动作，从而获得身心活化、心情愉悦效果的服务活动。音乐照护不分对象、不分地点，在任何时间都能以音乐为引导，达到身心健康照顾的目的。

一、音乐照护目的

音乐照护的目标是帮助照顾对象达到健康。世界卫生组织对于健康定义是：

健康是身体上、精神上和社会适应上的完好状态，而不仅仅是没有疾病和虚弱。近些年世界卫生组织又提出衡量健康的一些具体标志，例如精力旺盛，能从容不迫地应对日常生活和工作，处事乐观，态度积极，乐于承担责任；对任务不挑剔，善于休息，睡眠良好，应变能力强，能适应各种环境的变化，对于一般感冒和传染病有一定的抵抗力；体重适当，体态均匀，头臂臀比例协调，眼睛明亮，反应敏锐，眼睑不发炎，牙齿健康无缺损、无疼痛，牙龈颜色正确无出血，头发光亮无头屑，肌肉皮肤有弹性，走路轻松等等。音乐照护的目的在于照护、矫正、减轻、改善或者根除病症。如果某些疾病或者症状不可改变，照护人员要帮助照护对象适应自己现在的生理、智力或者精神条件和状态，支持照护对象获得较好的生活质量，帮助照护对象建立和保持较好的健康状态，防止疾病侵害，保持心理健康。

利用音乐的特性可以带给被实施者身心上的刺激，进而增强人际关系及情绪的安定。重要的是能促进运动的感觉和智能方面的改善，使被实施者的身心和生活上有更好的改变。音乐照护在不同的场合，根据不同的情境，具有不同的目的。例如对于不同程度的身体障碍、精神障碍、智力障碍、行为障碍、语言障碍、感觉障碍等人群，音乐照护的方式、方法和技术手段也不一样。由于音乐照护目的具有多重性和多样性，在实施过程中，音乐照护师需要灵活地运用各种方法、手段进行照护活动的实施。

音乐照护活动和一般的音乐鉴赏、音乐教育有一定的联系，但还有一些不同，音乐照护是一种音乐的特殊运用，目的在于达成生理、心理、人际关系、社会参与等等方面的改进和健康照护，不只停留在审美或者是技术层面。

二、老年音乐照护的功效

（一）生理功效

国外大量研究证实音乐可以引起各种生理反应。不同的音乐可以对不同的组织器官产生不同的生理反应，如心率、血压、皮肤肌肉和运动反应、内分泌、体内生化物质以及脑电波等。音乐的节奏可以明显地影响人的行为节奏和生理节奏，例如呼吸速度、运动速度节奏、心率等。

（二）心理功效

音乐可以成为一个人自我表达的媒介，人们通过音乐表达自己的情绪、情感、意念、思想等，丰富自我情感，促进自我成长。参与者通过音乐和语言交流来表达宣泄内心情感，在和他人的交流过程当中互相支持、互相理解和同情，使心里的情感和困扰得到缓解。同时参与者在音乐活动过程当中获得表现自我和感受成功的机会，增强自信心，提高自我认知，促进心理健康。

（三）改善人际关系功效

通过音乐语言、歌曲艺术，可以激起人性最深层的共鸣，拉近人与人的距离，增强信任感，促进人际交往。

（四）音乐的社会参与功效

在音乐照护活动当中，参与者跟着音乐的节奏，身心一起运动，可以带来健康、快乐、幸福的体验，帮助参与者表达超越语言的情感体验，给生命注入美感和活力，激发其参与社会的兴趣和愿望。

（五）音乐照护对老年群体的功效

在养老服务当中，音乐的功能要结合医疗、慢性病管理等，使其减轻疼痛、降低焦虑、转移注意力、消除疲惫、转化气氛、化解不安、重新振作精神、激发活力、宣泄情绪、促进睡眠、激发食欲、协助康复等。音乐有助于彼此关系的增进及改善，可以建立沟通，安定情绪，减轻行动的不安，让生活有意义。随着音乐，参与者回想以前的事，调整呼吸，引发其说话能力，通过乐器演奏训练机能，协助成长。在音乐照护活动当中，参与者跟着音乐的节奏，身心一起运动，可以激发身心机能的活力。

（六）注意事项

音乐照护的功效和作用根据适应的场景不同、针对的对象不同，而有所不同。不同的音乐旋律、节奏、曲调、和声等风格不一样，功能和效果也会不同。例如，年轻人喜欢节奏明快、音响效果强烈的音乐来体现激情和活力；中老年人大多喜欢轻柔和缓的怀旧歌曲，来重温往日的时光。

不同的音乐有不同的用法，如果在错误的场景、错误的时间对错误的对象使用会导致相反的效果。例如，血压偏高的人不太适合听节奏过快的音乐，而忧郁悲伤的人则要避免听低沉伤感的音乐。

典型案例

金华市的王某，男性，71 岁，和老伴两人居住，家庭幸福，有两个女儿，逢年过节都会回家探望。经济来源主要是劳动收入和子女供给，每个月大概有一两千元生活费，主要用在衣食起居、医疗和一些娱乐活动，觉得刚刚够用。经常和老伴一起出去旅游，生活完全可以自理。老人从小喜欢历史，熟悉中国历代历史。年轻时曾入伍当兵。30 岁时，为了家庭生计，开始做生意，持续到 40 岁左右。目前在家务农，闲暇时喜欢看现代戏、古装戏、道情、婺剧等，还曾担任安排农村做戏活动的职务，因此经常能够欣赏到戏曲表演。目前和老伴也经常下乡看戏，看戏时间一般在两个小时左右，有文化下乡活动的时候必定前去观看。老人表示自己从来不会有沮丧郁闷、孤单寂寞、坐立不安、忧郁伤感等情绪情感问题，觉得自己非常幸福。参加这些音乐活动使他感到心情愉悦、受到鼓舞，可以振奋精神、改善低落的情绪、释放内心的不良情绪。他认为音乐的学习能使他获得情感共鸣，特别是当地的民间艺术婺剧、道情之类的音乐，让自己有一种归属感和民族情怀，每当听到歌唱祖国、歌唱党的歌曲，更能勾起自己过去当兵时的回忆，内心充满了幸福感。

王佳文，《农村老年人音乐教育活动个案研究——以金华市金东区为例》，浙江师范大学硕士论文，2019 年 6 月

案例评析： 长期进行音乐活动的老人，其精神面貌和不参加活动的老人是有很大差别的，节奏鲜明的音乐、触动内心的歌词以及优美的旋律等能够唤起老年人的积极情绪，获得情感共鸣，增加其幸福感。

第三节　老年音乐照护的对象

音乐照护对于所有人都有活化身心、健康身心的作用，包括一般的婴幼儿、脑瘫患者、智能障碍者、有自闭倾向的小孩、语言障碍者、重度身心障碍者、严重行动不便者、重度失明残障者、失智老人、卧床老人、脑中风后的复健实施者、精神障碍者、正常老年人等。下面，我们选取部分典型人群来进行音乐照护作用的说明。

一、身体和心理认知障碍人群

西方国家在医院社区当中，对残障人群、智力障碍人群、精神病康复人群实施音乐照护、音乐治疗应用的范围比较广泛。残疾人群音乐照护主要是针对残疾人的躯体功能和焦虑情绪进行相应的干预；对智力障碍人群，主要是通过一些音乐照护行为的训练提升其基本生活能力和人际交往能力；对于精神病康复人群，主要是对于其他们家庭和社会人际功能等方面的修复进行干预。

对于更年期综合征人群，音乐照护主要是针对其更年期身体激素水平急剧变化引发的情绪问题，进行一定的情绪疏导和认知疗法，一般采用歌曲演唱进行治疗。歌曲演唱以腹式呼吸为主，胸式呼吸为辅，通过声乐发声，学习通过腹部肌肉运动对内脏进行按摩，从而调整躯体交感神经与副交感神经的功能平衡。另外，也可以通过音乐集体活动，比如广场舞等方式进行情绪疏导和活动锻炼。

针对睡眠障碍人群，音乐照护对其进行有针对性的睡眠行为训练，利用助眠音乐的功能，帮助其建立良好的睡眠行为习惯；或者是利用音乐释梦、音乐冥想等技术，缓解其在异态睡眠过程中出现的不良反应应急心理方式，改善和消除异态睡眠中的不良情绪体验；也可以利用音乐的镇痛功能，帮助其缓解睡眠障碍过程当中的各种症状。

二、老年群体

音乐照护尤其对于老年人身心健康有明显的促进作用。人到60岁以后就会出现各种各样程度不同的生理心理障碍，如生理机能方面的视觉减退，听力下降，味觉、嗅觉和躯体感觉钝化，记忆减退等；心理方面会出现老年谵妄、老年痴呆、老年期抑郁症、晚发型精神分裂症和老年期神经症等。尤其是记忆功能障碍和肢体障碍。老年人记忆的主要特点是短时记忆保持较好，长时记忆减退比较明显；老年人的意义记忆减退较少，机械记忆减退较多。老年人的肢体障碍主要是由于脑高级中枢内的神经细胞数迅速减少，导致老年人步履迟缓，步态不稳；口头语言表达和文字书写能力也发生变化，如老年人语言声音变得嘶哑，含糊不清、语流不畅，手部肌肉本体感觉减退。

一般而言，老年人生活习惯已经延续了几十年，比较难以改变，但是研究发现，老年人为了延年益寿，非常愿意改变自己多年的一些生活习惯。到了一定年龄以后，生活的规律和内容都发生了重大变化，生活中出现大量的空余时间，如果空余时间不能好好利用，就会造成精神的严重孤独感和空虚感，严重影响自我价值，对生活的意义产生迷茫，从而出现消极的观念。在年轻时一些不良的生活习惯所造成的后果和危害，在老年阶段也会开始显现出来。例如长期的工作紧张、生活压力等造成心脏病、高血压，长期的喝酒、抽烟造成肺部和肠胃的损害，不良的生活、工作环境对于生理和心理造成的一些职业病的损害等等。到了一定年龄之后，很多老年人会希望改变自己原本的生活方式，也有一部分老年人想要学习新的技能来充实自己的生活。

音乐照护在压力管理、身体健康、人际支持、自我实现以及精神成长方面满足老年人的保健需求。各种创造性的和娱乐性的音乐照顾活动可以促进老年人的整体健康，舒缓的歌曲、轻柔的音乐，可以放松人的身心，减缓压力带来的紧张，提升人的自愈能力和免疫力。音乐照护配合呼吸训练、节奏训练、放松训练，可以激发老年人积极的情感体验，帮助其建立信心；还可以帮助老年人调节并安定情绪。

三、阿尔兹海默病人群

国外对于阿尔茨海默病进行音乐照护的运用比较普遍。主要通过各种音乐活动，针对老年痴呆症的语言交流能力、记忆力、反应力、认知能力和情感功能进行系统干预，控制病情恶化。针对老年痴呆症语言交流功能和记忆力的退化，主要采用歌曲演唱，通过歌词回忆演唱或者是新歌学习的方式，巩固日渐退化的语言功能和记忆能力；在认知和反应能力方面，主要是采用乐器演奏，通过各种互动式的交流活动，提高其反应能力；对于狂躁和容易激怒的情绪变化的患者，利用音乐在情绪表达方面的功能，巩固其对于情绪功能的自我认知；部分情感功能退化的患者，可利用音乐唤醒其情绪反应。

典型案例

美国非营利组织“音乐与记忆”(MUSIC & MEMORY®)，利用音乐，让许多患有阿尔茨海默病的长者重新与自己的记忆联系起来，减少他们的负面情绪，并提升其生活品质。他们培训护理人员、养护机构工作人员及家属，通过了解每位长者对音乐的喜好，使用音乐播放器，为长者建立个人化的音乐播放清单，并让长者每周聆听这些他们熟悉、喜爱的音乐二至三次，每次不超过两个小时。

患有阿尔茨海默病的Henry爷爷居住在机构长达十年。他曾经热爱音乐，但在患病后逐渐变得消沉，总是低垂着头，在机构中几乎不与人来往。当他开始听他喜爱的音乐后，神奇的事情发生了：Henry爷爷像完全变了个人一样，他抬起头，随着音乐哼唱并摆动身体。更棒的是，听音乐的效果能延续，Henry爷爷愿意与人交谈了，原本长期不说话的他，甚至能说出完整的句子。被问到是否喜欢音乐时，Henry爷爷清晰地说：“我对音乐疯狂，音乐很美好。”被问到有关音乐的问题时，他都能侃侃而谈。音乐仿佛一把打开记忆大门的钥匙，让他忆起那个热爱音乐的自己。

《全球5000多家机构使用的“音乐疗法”，如何改善认知症长辈的生命质量》 保椿照护

案例点评： 从人的一生发展的视角来看，人类的音乐记忆能力随着年龄的增大而呈下降趋势，老年期处于最低水平。但是，老年人对于年轻时期的音乐，一般都能保持比较长时间的记忆，即使是多年没有练习或者是接触，音乐的记忆仍然可以储存几年或者是几十年。对于阿尔茨海默病患者来说，尽管他们存在认知障碍，但是他们却能记忆起熟悉的音乐，甚至还能唱出歌词。音乐能够改善老人的机体功能，丰富老人的精神文化生活，改善老年人的身心状况，提升其生活质量。

本章小结

本章节着重介绍和分析了老年音乐照护的原理、目的和功效，这部分内容是音乐照护后续技术操作实施的重要基础。作为音乐照护工作人员，要了解和掌握音乐照护作用机制，详细思考音乐照护对于人的身心的全方位的改善和调节，针对不同的群体思考音乐照护的作用机制，从而使音乐照护服务更加有效。

第三章　老年音乐照护人员素质要求和岗位设置

在美国和日本的一些照护机构、精神医疗机构、医院门诊、社区卫生中心中，都有音乐治疗和音乐照护。音乐理疗师、护士、照护师、社会工作者、医生组成团队，协同合作，救治患者。

在我国，由于音乐照护还处于萌芽和起步阶段，因此缺少基本规范、行业认证标准和岗位要求。根据老年照护在我国的实施经验，结合音乐照护的特点和性质，参考国内外音乐治疗和音乐照护从业人员的现状，可以初步构建老年音乐照护人员应该具备的基本知识、技术能力和素质要求。

第一节　知识结构

老年音乐照护涉及多种学科的交叉融合，因此老年音乐照护从业人员需要掌握的基本知识覆盖面较广，涵盖了初步的音乐知识、医学知识、护理知识、社会学知识、心理学知识、管理学知识、运动学知识等等。下面是从业人员需要掌握的知识框架体系。

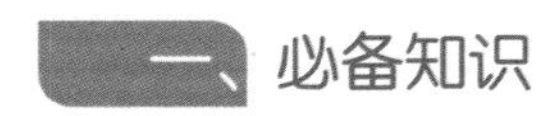

必备知识

作为老年音乐照护师必备的知识主要包括以下三个方面。

（一）老年评估知识

音乐照护人员在开展音乐照护活动前要了解照护对象的基本情况，对于照护对象能否参与音乐照护活动有明确的认知。通过评估，明确音乐照护的阶段任务、短期目标和长期目标，有针对性地制定照护计划。

评估知识一般包括以下几个方面。

1. 健康档案信息知识。了解和掌握健康档案的基本信息，包括照护对象的姓名、性别、民族、年龄、出生年月、身份证号、婚姻状况、联系电话、联系人、所从事职业，还包括身体状况，如身高、体重、血压、脉搏、营养状况、病情诊断、现病史、既往史、并发症等，以及兴趣爱好、音乐偏好等。

2. 身体状况评估知识。包括日常生活活动能力评估，运动功能评估，平衡评估，步态评估，视觉、听觉评估，吞咽功能评估，躯体感觉功能评估，跌倒评估，痴呆评估等。

3. 心理状况评估基本知识。包括认知功能，情绪、情感评估，行为评估，人格评估，压力评估，自我概念评估，抑郁评估，焦虑评估，谵妄评估，睡眠障碍评估，疼痛评估等。

4. 社会评估的基本知识。包括社会参与功能的评估，社会支持系统评估，经济状况评估，医疗保险评估，照顾者评估等。

5. 安全评估的基本知识。包括跌倒评估，肢体运动情况评估，活动强度评估，步态评估等。

6. 环境评估的基本知识。包括物理环境评估，社会环境评估。其中物理环境包括居家安全环境、生活环境；社会环境包括家庭环境、文化背景、法律法规、社会制度、劳动条件、人际关系、社会支持、经济状况、生活方式、教育、家庭、社区等。

（二）老年照护知识

音乐照护人员需要学习和掌握有关照护的相对完整的知识内容。音乐照护的过程也是对照顾对象进行照护服务的过程，使照顾对象能够在身体和心理以及社会关系等方面有明显的改善。此过程也是对于照护知识的专业和灵活的应用。以养老照护为例，照护知识包括以下几个方面。

1. 老年照护基础知识。包括职业道德和职业守则，职业工作须知，人际关系与沟通，安全卫生、环境保护知识，消防安全基础知识，养老护理相关法律、法规知识等内容。

2. 老年照护实务知识。包括生活照护、基础照护、康复照护、心理照护、照护活动策划与组织实施等方面。

（1）生活照护包括清洁照护、饮食照护、排泄照护、睡眠照护；

（2）基础照护包括体征观测、用药照护、风险应对、护理协助、感染防控、失智老年人照护、安宁服务等；

（3）康复照护包括文娱活动、功能促进等；

（4）心理照护包括身心变化观测，常见心理问题及处理，常见精神障碍识别和处理，心理卫生，精神慰藉，沟通交流等；

（5）照护活动策划与组织包括组织活动的类型选择与设计，活动计划、活动方案的撰写，活动现场实施，活动安全评估，活动风险管控，活动报告撰写等。

（三）音乐和音乐治疗的相关知识

1. 音乐知识。包括乐曲的选择，乐曲的功效节奏音律，演唱，戏剧舞蹈知识等等。还包括与音乐相关的音乐心理学、音乐社会学、音乐人类学、音乐美学、音乐神经生理学、音响心理学、音乐教育学、音乐史等等。

2. 音乐治疗知识。包括音乐治疗的干预的方法、方式，音乐治疗的形式、方法、技术、模式等方面的知识。

音乐治疗干预的方法包括共情、调整、联系、表达、沟通、反应、探究、影响、肯定等。

音乐治疗的形式可以分为个体音乐治疗和集体音乐治疗两种。音乐治疗的方法多种多样，包括聆听、演奏、歌唱、即兴演奏、乐曲和歌词创作、舞蹈及美术的结合、音乐投射、音乐联想等等。

音乐治疗的技术大致可以分为三种：接受式、再创造式、即兴演奏式。

音乐治疗的模式包括音乐教育领域的治疗模式，比如奥尔夫音乐治疗、达尔克罗兹音乐治疗、科达伊音乐治疗、启德竞音乐治疗等；心理治疗领域的治疗模式，如邦尼的音乐引导想象、诺道夫—罗宾斯的音乐治疗等；医学领域的音乐治疗模式包括神经学音乐治疗、生物医学音乐治疗、保健音乐治疗等。

二、拓展知识

建议老年音乐照护师了解和学习的知识包括以下几个方面：

（一）医学相关知识

主要包括生理解剖、康复医学、行为医学、精神病学等。例如：针对失语症患者进行音乐治疗或者音乐照护时，需要掌握并运用一些生理解剖、康复医学的知识，根据失语症的不同类型，采用不同的治疗方法；针对因为心理原因引起的躯体疾病，可以运用行为科学知识，结合音乐心理治疗技术，对患者进行临床干预；对于一些精神病患者，比如精神分裂症或者是抑郁症患者等进行音乐治疗和照护的时候，需要有精神病学科方面的知识，才能辨识出患者的病情，采取相对应的方法进行治疗和照护。

（二）养生保健知识

主要包括养生思想，如生命观、健康观、衰老理论；常用的养生方法，如精神养生、饮食养生、药物养生、起居睡眠养生、环境养生、运动养生、休闲养生、沐浴养生，针灸养生、推拿养生、气功养生等等；还包括养生技术，如针对不同季节的养生，针对不同体质的养生，针对每个人个性特点和不同年龄阶段的养生，针对人体不同部位的养生保健等等。

（三）老年社会工作基本知识

包括社会工作的基础知识和社会工作实务知识。基础知识包括人类行为与社会环境、个案工作、小组工作、社区工作。实务知识包括社会工作的价值体系、社会工作理论、社会工作方法、矫治社会工作、学校社会工作、民政工作与社会工作、老年社会工作和青少年社会工作等。

典型案例

张玲是一名社区活动志愿者，在刚刚开始带领活动的时候，由于对于音乐照护这一领域不熟悉，在社区带领自理老人进行音乐照护活动的过程中出现了一些问题，不能够及时妥当处理，需要伙伴的支持和鼓励。后来她参加了音乐照护师课程的培训，学习了音乐照护的原理、音乐照护活动带领技术知识等知识。经过不断的学习，现在无论是活动策划还是现场活动组织、继续讲解方面，她都能够得心应手。

案例点评： 音乐照护需要的知识是比较宽泛的，因此音乐照护师需要不断学习，让自己不断成长。随着知识的积累，对于照护对象有更深层次的了解，对于音乐照护原理更加应用自如，有助于进一步的职业发展。

第二节　技术能力

能力指的是个体能在某个规定的时间之内完成某项特定的工作所体现出来的力量、胜任度、技能技巧、精通度、聪明度等等，其本质是一个人能够完成当下任务，不需要进一步训练。作为音乐照护从业人员，不仅要了解和掌握相关的知识，还要能够把这些知识转化为照护过程中实际运用的技术，这是音乐照护专业能力的重要体现。主要的技术能力包括以下几个方面。

一、音乐能力

英国心理学家舒特戴森（Shuter-Dyson）等人认为：音乐能力是个体从事音乐实践活动的本领和个性心理特征，它包括音乐欣赏、演唱演奏、音乐创作等方面的本领和音乐感、节奏感、音乐听觉表象等心理特征，是多种能力的综合。

二、音乐照护评估能力

能够运用身体评估、心理评估、社会评估、安全评估、环境评估等各种评估的基本量表，采用定性评估和定量评估等合适的评估方法，根据评估流程，进行科学有效的系统评估，为后续音乐照护活动的开展夯实基础。

三、较强的音乐感知能力

音乐照护人员要通过活动参与者的表情行为变化来感知其心理变化。比如通过被照护者的衣着服饰、目光、神情、语调、语气，以及在交流过程当中的反应动作、节拍、韵律等捕捉其细微的变化，感受这些变化后反映出来的情绪和内心想法。

四、聆听照护能力

能够根据照护对象具体情况，选择躯体放松、场景描述、情感情绪、形意律动等不同类型的乐曲进行音乐放松、音乐冥想、音乐释梦等照护活动。

五、演唱照护能力

能够带领照护对象一起进行歌曲的聆听和演唱，或者进行歌曲的讨论，以及在创作体验中，使照顾对象在身体和心理情绪上得到安抚。在歌曲演唱照护过程当中，要注意进行呼吸的配合引导，尽量通过腹式呼吸的方法，来锻炼按摩内脏，增强心肺功能，达到针对慢性病辅助治疗的功效。通过歌曲，对人的情绪、情感、认知等方面进行合理的引导和宣泄，来调整不良情绪，改善人的社会功能。

六、形意律动照护技术能力

要求音乐照护时能够具有一定的形体表达能力、形体观察能力和判断能力。能够引导照护对象使用坐、站、躺、卧等不同姿态活动躯体的不同位置。通过音乐形意表情、节奏技术，帮助照顾对象解放天性、释放自我。

七、沟通交流能力

音乐照护活动是一个通过交流沟通来进行照护和康复的过程。音乐照护人员要利用音乐的旋律、节奏、速度、音高、力度和歌词来增强被照护者的语言体验。照护人员说话要尽可能地清楚，使用简单的句子，给照护对象足够的时间来反应，帮助照护对象增强对于内容的理解和记忆。通过语言沟通和非语言沟通的方式，使照护对象能够充分理解和接受音乐照护的内容。

八、老年活动策划与组织能力

音乐照护人员能够系统熟练地进行音乐照护活动设计、策划、组织、实施，并能够在音乐照护活动过程中熟练运用音乐照护的技术和方法，使音乐照护活动能够安全有效。

典型案例

李斌是一家养老服务机构的音乐照护人员，在社区活动带领的过程当中，他发现张奶奶对活动过程中的交流和律动比较排斥。他回去查阅了有关老年心理问题的书籍，学习了活动带领过程当中的指导语技术和演示技术之后，再去和张奶奶进行沟通交流，询问了她的经历和喜欢的音乐等。在进一步的互动中，李斌拉着张奶奶的手和他一起摇摆律动，面带微笑和奶奶一起唱歌。慢慢地，张奶奶也跟着一起笑了起来。经过几个星期的交流和互动，张奶奶现在已经喜欢上了音乐照护，并且愿意和周围的老人们一起愉快地分享活动过程。

案例点评：作为音乐照护师，要具备一定的音乐能力、沟通能力、演唱能力和活动能力。本案例通过音乐和运动来使照顾对象通过歌唱、聆听、演示来体验音乐，增强服务对象的自信心，使身体、情绪、音乐能够整合，提升音乐照护的效果。

第三节 素质构成

音乐照护是一项专业性的工作，要经过规范的训练，才能够出色地实施音乐照护活动。除了具备必要的知识技能，还需要培养和塑造四个方面的素质。

一、人格特质

（一）基于人员测评理论的人格特质

依据美国心理学家霍兰德职业人格类型理论，对于职业选择的人格倾向的种类分为6种：现实型、研究型、艺术型、社会型、企业家型、传统型。音乐照护人员大多属于的是研究型和社会型这两种人格类型。研究型人格的主要特点是抽象能力强，求知欲强，肯动脑筋，善于思考，喜欢独立和富有创造性的工作。社会型人格一般喜欢从事为他人服务和教育他人的工作，喜欢参与解决人们共同关心的社会问题，渴望发挥自己的社会作用，比较看重社会义务和社会道德。

根据卡特尔的16种人格因素的分析，人格特征包括独立性、世故性、聪慧性、自律性、兴奋性、敢为性等16种人格特征。从卡特尔人格测评的标准来看，音乐照护人员需要在聪慧性、稳定性、实验性、敏感性、独立性和自律性方面得到比较高的分值，特别是实验性、敏感性的人格分数要相对较高。

从性格特质来看，作为音乐照护人员，还应该是敏感型的人格，对于人的身心有比较强的感知力。音乐照护活动过程当中，面对个体的复杂性和多样性，仅仅靠一些技术工具和手段远远不够，有时候一些肢体动作、简单的语言、一句歌词，甚至一个眼神都有可能包含了照护对象的重要信息，需要音乐照护人员去仔细捕捉并处理这些信息。

人员测评工具，现在应用得越来越普遍和广泛。但是因为人格评估针对性较强，而评估工具在围度和方向方面有一定的局限性。对于音乐照护人员而言，目前并不存在特定的专业评估工具。

音乐照护人员的人格特征也具有个体差异，人格因素也是音乐照护人员众多职业素质构成要素之一。音乐照护人员可以根据自身的人格特征，尽量做到扬长避短。再经过专业训练和学习，职业生涯和成长会更为顺利。同时，也可通过人格塑造、情商培养，提升自身的人格素养，使自己的职业领域更宽广。

（二）基于音乐能力测验的音乐素质

音乐能力测验能够比较准确地评估个体的音乐能力水平，诊断个体音乐能力的强项和弱项。但是测验的信度和效度有高有低，测验的内容也会受到测验编制者的观念影响，可以选取一些有影响力的音乐能力测验作为参考，如音乐能力倾向测验和音乐能力成就测验等。音乐能力倾向主要是指个体获得音乐技巧的潜能，它影响着个体获得音乐知识的方式和花费的时间。音乐成就就是已经习得的音乐能力，包含一般的音乐知识、识谱读谱技巧、听觉技巧、表演技巧以及作曲技巧等等。近些年美国国家评价教育计划（NEAP）测验包括音乐成就评估、情绪表达式判断、乐器音色识别、演奏形式识别等项目。

二、态度和动机

（一）积极的心态

音乐照护人员在音乐照护过程当中帮助他人进行康复疗愈，无论遇到什么困难，都要以积极的心态，豁达地对待生活，乐观地面对困难，接纳自我，保持稳定的情绪和积极向上的态度。在照护过程当中，会有各种各样的经验、情绪等，他们需要不断积累知识、技能，用开放没有偏见的心态，对待这些经验的潜在价值，拥有积极向上、乐观豁达的人生态度。

（二）开放的态度

音乐照护的工作内容包括与所有年龄和各种能力的人们建立友爱的联系。共情、耐心、创造性、想象力，能够接受新的观念，以“三人行，必有我师”的姿态海纳百川。在实践中不断提高充实职业素质，提升职业技能。

（三）具有利他主义和爱心

帮助他人、利他主义的体验，会增强自我的价值体验。但是作为音乐照护人员，不是通过自己的工作来让自己感觉良好，而应该平常就乐于与他人交往，与他人相处融洽，自然地关心和关爱他人。

三、自我认知

自我认知也叫自我意识，作为音乐照护人员，对于自我的了解是非常重要的素质，要深刻地认识了解自己内心的困惑、自己的冲突。自己拥有健康的心理，能很好地解决自己的问题，才能以积极乐观的人生态度帮助别人进行同样的心路历程。

四、亲切感

音乐照护人员在职业场所和日常生活当中若能态度和蔼、面带微笑，则会散发亲切感。亲切感不仅通过语言和表情表现，而且从被照护对象的物理和心理的空间感觉中表现出来。每个照护人员的风格不一样，应该寻找和建立适合自己风格的、最佳的表达亲切感的方式。

总之，做一名合格的音乐照护人员需要具备的素质是多方面的，其中有的是天生的，有的是后天学习训练的结果。每一个职业都有各自对于从业人员素质的要求。音乐照护作为一项助人的事业和职业，素质的培养和锻炼是需要长期坚持的，在坚持中成长，在坚持中成就他人、完善自己。

第四节　老年音乐照护胜任力模型

胜任力模型是指担任某一特定的任务角色所需要具备的能力素质的总和。

一、冰山模型

冰山模型由美国著名的组织行为研究者大卫·麦克利兰（David McC Lelland）提出的能力素质概念逐渐发展而来的。麦克利兰将胜任特征分为六个层次：知识、技能、社会角色、个人角色、个人特质、内在动机。麦克利兰把人的能力素质形象地描述为一座漂浮在海面上的冰山（冰山理论），知识和技能属于海平面以上浅知识和技能层次的部分，而社会角色、个人角色、个人特质、内在动机属于潜伏在海平面以下的深层次的部分，如图 3.1 所示。按照麦克利兰的观点，从事每项工作都需要具备相应的通用性的素质和鉴别性的素质。通用性的素质是从事某项工作起码应该具备的知识和技能，鉴别性的素质是区分优秀者与一般者的社会角色、个人角色、个人特质、内在动机。

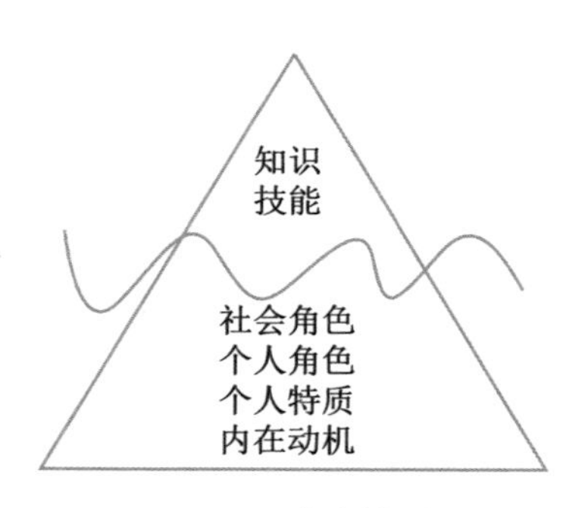

图 3.1　冰山模型

（1）知识。不仅包括员工从事某一职业或某一领域工作所必须具备的专业信息，还包括员工在某一组织中工作时所必须掌握的一些相关信息。

（2）技能。技能是指员工掌握和运用某项知识来完成具体工作的技术或能力。例如，评估技能、活动组织与策划能力等。能力是指员工天生具备或在外部环境影响下不易改变的特质。例如，人际协调能力、问题分析能力、市场拓展能力、判断推理能力等。

（3）社会角色。社会角色是与个人的某种社会地位、身份相一致的一系列权利、义务的规范和行为模式，它是人们对有特定身份的人的期望，如团队合作精神。

（4）自我认知。自我认知是指个人对自己行为和心理状态的洞察和理解，主要包括自我观察和自我评价两个方面。自我观察是个人对自己的感知、思维和动机等方面的觉察能力；自我评价是个人对自己的行为及人格特征等方面的判断与评估能力。具有较强自我认知能力的人能够积极地调整自己的行为和心理状态，以达到胜任本岗位工作的要求。

（5）特质。特质是个体特性以及个体拥有的对情境或信息的持续性反应，是由于个人的某种倾向而导致的某些行为，它可以用描述个人人格特点的描述词进行描述，如自信、和蔼可亲等。

（6）动机。个人对某种事物或某个时间持续渴望，进而付诸行动的念头。它会指导个人选择有利于目标实现的行为方向前进，它对个人追求或避开某事物、开始或停止某活动具有推动作用。

二、洋葱模型

美国学者 R. 博亚特兹（Richard Boyatzis）和斯潘塞（Spencer）等人对麦克利兰的素质冰山理论进行深入的研究后，提出了洋葱模型。洋葱模型把麦克利兰对素质划分的六个层次分为三类层层包裹的结构，如图 3.2 所示。“洋葱”表面要素包括知识和技能，比较容易发展。“洋葱”中间包括社会角色、自我角色、态度、价值观。核心要素包括特质和动机，不容易发展。洋葱模型中的素质越靠近外层，越易于培养和评价；越靠近内层，越难以评价和培养。洋葱模型更能够突出潜在素质与表象素质的层次关系。

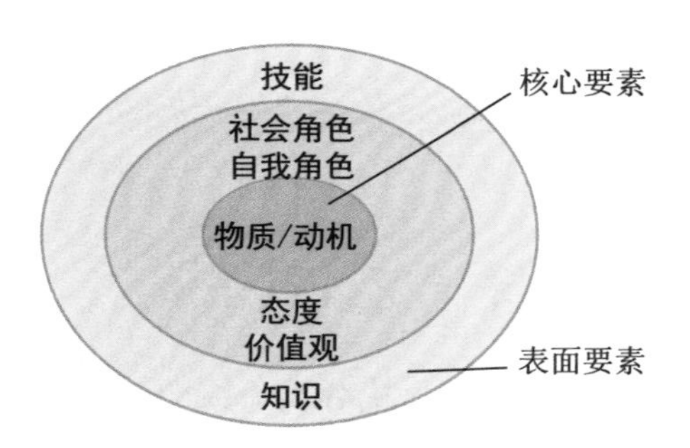

图 3.2　洋葱模型

第四章　老年音乐照护技术

老年音乐照护技术属于融合性技术，不单纯是掌握照护动作或指令，而是要融引导语技术、选曲技术、道具选择技术、引导性唱歌技术、引导性律动技术、现场设计技术、评估技术于一体。音乐照护师须认真对待每一场音乐照护活动，运用掌握的融合技术，可在音乐照护活动中达到有效控场，呈现出动静结合、交叉互动的现场，让每一场音乐照护活动都能在技术的基础上达到预期的效果。

第一节　引导语

在音乐照护活动中常用到的引导语分为语言性引导语和非语言性引导语。开展活动时若能灵活运用引导语，可以实现良好的沟通与互动，增强人与人之间的信赖关系，使音乐照护活动达到事半功倍的效果。

一、语言性引导语

（一）音乐照护的语言性引导语

音乐照护中使用的引导语是在每个动作之前需要提前说出来的口令，也称为提示语。

提示语并不是为了让音乐照护师掌握音乐照护活动的内容，也不是提升音乐照护师技能的训练手段，而是在开展音乐照护活动时，利用提示语协助老年人跟上节奏、合上节拍，在适当的时候拍手、摇动或敲打乐器，为了可以让老年人在每首曲子一开始的时候就能准确地对上节奏，提示语起着极其重要的作用。音乐照护师并不只是发出声音喊出口令，而是要配合身体语言、眼神等，运用全身展示提示语。

（二）音乐照护的乐曲氛围营造语

音乐照护中的乐曲氛围营造语，是指在曲目开始时，由音乐照护师说出场景台词，让参加者感受台词中的情境。例如，在乐曲《快乐老家》开始前，音乐照护师轻轻地说："请大家双手交叉放在胸前，闭上双眼，仔细听音乐。"这时参加者们就会跟随指示，放松身心，静静地听。当人安静下来，会听到平常听不到的声音，如乐曲中小鸟歌唱的声音、风吹树叶的声音、小河流水的声音，这些声音可以使人去除焦躁、缓解疲惫、安定情绪。

二、非语言性引导语

（一）温柔的眼神与微笑

有些音乐照护现场，音乐照护师面无表情，无精打采地进行着音乐照护活动，基本动作和提示语都不准确，参加者也有一搭没一搭地跟着，活动越来越没有生气，以失败告终。所以音乐照护活动的参加者就像一面镜子，可以照到镜子里的音乐照护师，当音乐照护师笑脸盈盈，充满活力时，活动参加者也会回馈力量与热情。

眼睛可以反映人的情绪、态度和情感变化。情绪变化首先反映在瞳孔变化上，情绪由中性向愉悦改变，瞳孔会不自觉变大；对使人厌恶的刺激物，瞳孔明显缩小。俗话说："眼睛是心灵的窗口。"身体其他部位的沟通也与目光接触有关，音乐照护中如果缺少眼神交流，将会感受不到音乐照护包含的爱与关怀，也会导致活动中无法进行互动。人的面部借助数十块肌肉的运动来准确传达不同的心态和情感。任何一种面部表情都是由面部肌肉整体功能所致，但面部某些特定部位的肌肉对于表达某些特殊情感的作用更明显。嘴、颊、眉、额是表现愉悦的关键部位，鼻、颊、嘴表现厌恶，眉、额、眼睛、眼睑表现哀伤，眼睛和眼睑表现恐惧。当目光与面部表情不一致时，目光是表达人真实心态的有效线索。所以在音乐照护活动中，音乐照护师要随时保持着面部微笑、温柔的眼神，在音乐照护活动中把“以人为本”的宗旨铭记于心，让每个人都能在活动中成就自己，即使只是唱出一个字，即使只是手指轻微动作，即使只是轻敲一下乐器，都要给予认可及赞美的目光以及爱的笑容，让音乐照护活动随处可见爱的踪迹。不论活动对象是自理、半自理、不能自理或卧床老年人，都能感受到音乐照护师温柔的眼。

（二）身体动作与姿势

音乐照护技术中包含关键动作、基本动作、结束动作，是音乐照护中特有身体动作。这些动作的设计灵感源于生活常用动作。身体动作与姿势是运用身体或肢体动作表达某种情感及态度的身体语言。

在音乐照护活动带动中，都是运用简单的动作来进行沟通交流，例如一起摇摆手臂、一起转动手臂、一起拍打手背等。但就这样简单的动作，每个老年人跟着做出来的感觉也是不同的，有的老人就做出了“很想睡觉的感觉”，有的老人就做出了“很生气的感觉”，还有的老人做出了“开心的感觉”。音乐照护师可以通过这些身体动作去解读每个人发出的信号，了解老年人的身体需求，给予适宜的照护。

（三）人与人之间的空间距离与身体接触

美国学者霍尔根据对美国白人中产阶级的研究发现，由于人们的关系不同，人际距离也不同，共提出四种人际距离。

1. 公众距离。3.657—7.62 米是在正式场合、演讲或其他公共事务中的人际距离，此时沟通往往是单向的。

2. 社交距离。1.219—3.657 米是彼此认识的人们的交往距离，许多商业交往多发生在这个距离上。

3. 个人距离。0.457—1.219 米是朋友之间交往的距离。此时，人们说话温柔，接受大量体语信息。

4. 亲密距离。0—0.457 米这是亲人、夫妻之间的距离。在此距离上双方均可感到对方的气味、呼吸、体温等私密性感觉刺激。

前文介绍的关键动作是音乐照护师与老人们的沟通媒介，随着手势之间距离的宽窄以及远近的调整，可以转化个体及群体老年人的沟通窗口，即用关键动作创造了人与人之间的空间距离。因为对于不熟悉的人，赤裸裸地盯着看是不礼貌的，会让对方感到不舒服、不自在，特别是不能自理或卧床老年人，容易产生自卑及忧郁心理，所以音乐照护师需要创造一定的空间距离让其适应。

在音乐照护活动的曲目中，也可以设计增加身体接触的环节，以此增进音乐照护师与老人之间的信赖关系与亲密度。例如，在寒冷的冬天，天气干燥，皮肤容易变粗和起皮，特别是老年人的皮肤更需要保养，所以在《你好》曲目中，可以把道具设计为护手霜，合着音乐，搭配旋律将护手霜挤在老人的手上，然后请老人自己涂抹开。半自理或卧床老人需要请照护人员协助。淡淡的香味萦绕在鼻腔，老人们脸上随之浮现幸福的笑容。

（四）身体——一个无法关闭的传送器

身体就像一个无法关闭的传送器，时刻传递着人们的心情和状态。语言通常表达思考性的想法或概念，而非语言讯息则较能传递情绪和感受，因此在解读与提供照护时，必须多考虑当下情况、适宜程度、文化背景等因素。虽然身体语言是追踪心理状态的利器，但也会遇到模棱两可的情况，因此要多方观察与分析，才不会事与愿违。

典型案例

在一次音乐照护的教学活动中，老师给大家做了一个小测试。小测试共分为两部分：第一部分，默数拍手；第二部分，音乐同行。

老师说："请大家跟着我一起做个小测试，首先请大家把眼睛闭上，在心里默数，从 1 数到 15，数到 14、15 的时候，请拍手两下，准备，开始！"随之，台下的学习者们就开始进行默数。不一会儿，其中一位学习者第一个拍了手，环顾一下四周，发现其他人还没有拍手的迹象，脸上呈现出些许不安和尴尬。又过了一会儿，陆续有几位学习者拍了手，随后，大多数人也陆续跟着拍手了。最后一位拍手的学习者，拍完手后，如释重负地大大吐出一口气。

老师接着说："下面，请大家跟着音乐，合着节拍，在心里默数，从 1 数到 15，数到 14、15 的时候，请拍两下手。准备，开始！"老师再次播放音乐。学习者们伴随着音乐，合着节拍，在数到 14、15 的时候，一起"啪、啪"两下，统一地完成了拍手动作，并且大家一起默契地相视一笑。

这个小测试体现出了什么问题呢？让我们一起来看一看。

在这个小测试的第一部分默数拍手环节中，刚开始的时候，每个人都是根据自己的节奏进行数数和拍手的，但是每个人的节奏快慢是不一样的。第一个拍手的人，会发现自己的速度怎么那么快，自己拍完手了，怎么还没有人拍手呢？随之会产生疑惑和不安感。当节奏慢的人听到节奏快的人已经拍手的时候，也会产生慌张感，并且在后续数数的时候会加快节奏，希望可以尽快结束测试。这个部分的测试，现场就会呈现出节奏凌乱、氛围尴尬的情况。

在第二部分音乐同行环节中，有了音乐的介入。运用音乐的特性将大家的节奏协调一致，从而达到统一、一致的目的，并且在动作达成后，让参与者可以获得愉悦感、畅快感以及达成感，也同时促进了团体成员之间的合作关系。

第二节　乐曲选择

通常的音乐活动是在活动之前选定要使用的曲目，加以练习，在活动当天按照计划进行。但是在音乐照护中却与之相反，选用的是"即兴选曲"方法，即兴选曲拥有自成一体的选曲原则、基础曲目以及操作方法。此外，乐曲选择时还要考虑参与者的情况。

一、即兴选曲

（一）音乐照护活动的选曲原则

音乐照护活动选曲不是在活动开始前先行选好曲目再进行带动的，而是在带动现场依据当时被带动者的年龄、氛围、身体状况进行即兴选曲，带动时观察被带动者的状态及反应，像进行对话一样选择曲目。设计适宜的带动的曲目，这就是音乐照护的即兴选曲原则。

即兴选曲的整个流程，要考虑选用的曲目在静与动、解放与控制、左右脑刺激、交感神经与副交感神经的平衡，引导出老年人的可动能力，辅助老年人进行美好的音乐体验。

选曲的动态曲线如下：先根据老年人的情况选用缓慢轻松的评估曲目→轻快的曲目→节奏感强的曲目或合奏（高潮）→选择舒缓的曲目把气氛及节奏降下来一点→节奏感强的曲目（小高潮）→选择放松的曲目把气氛降下来→结束。具体如图 4.1 所示。

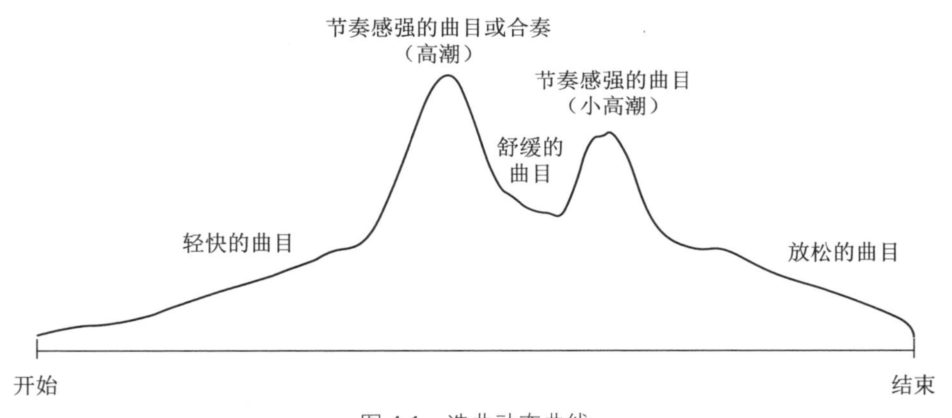

图 4.1　选曲动态曲线

如何选择合适的曲目是音乐照护活动中的一个关键环节，很多关于音乐照护的著作、文章都提出了具体的理论。如要根据老年人的病情、心理状况、教育背景、性格、兴趣及欣赏能力等因素，合理选择不同的乐曲。中医理论中提出了音乐阴阳理论、五行施乐、辨证施乐的原理。还有的是以音乐为主体，把音乐的医学功能进行了具体的分类，如缓解忧郁的乐曲、振奋精神的乐曲、舒心理气的乐曲、缓解疲劳的乐曲、镇静安神的乐曲、宁心催眠的乐曲等。

（二）音乐照护基础曲目表

表 4.1　初级曲目表

序列	曲　　目	道　　具	音乐之星
1	《你好》		
2	《手指歌》		
3	《在一起》		
4	《旋转乐园》		
5	《妙转莲花》		
6	《大家一起来》		
7	《又见山里红》		
8	《北京的金山上》		
9	《柠檬树》		
10	《打靶归来》	响板、合奏	*
11	《快乐老家》	手摇铃	
12	《杜鹃圆舞曲》	手摇铃	
13	《打起手鼓唱起歌》	手鼓、半月铃	
14	《你笑起来真好看》		
15	《校园的早晨》	小圆响板	
16	《欢迎进行曲》	响板、木槌、合奏	*
17	《运动员进行曲》	响板、木槌、合奏	*
18	《茉莉花》	丝巾	
19	《让我们荡起双桨》	手摇铃、气球伞	
20	《期待》	铃鼓	

备注：“音乐之星”在此处的意思是指此首曲目可以邀请有意愿的老年人到团队中间演奏和歌唱，并给予当日活动参与奖励，以促进团体活动的其他参与者踊跃参与，提升活动趣味性。

表 4.2　中级曲目表

序列	曲　　目	道　　具	音乐之星
1	《快乐记忆》		
2	《健康谣》		

续表

序列	曲　目	道　具	音乐之星
3	《匈牙利舞曲》	手摇铃	
4	《众人划桨开大船》		*
5	《铃儿响叮当》	手摇铃	
6	《草原上升起不落的太阳》		
7	《大海航行靠舵手》		*
8	《保卫黄河》	响板、合奏	*
9	《安妮特拉之舞》	手摇铃	
10	《We will rock you》		
11	《小城故事》	毛巾	
12	《军港之夜》	气球伞	
13	《布谷鸟》		
14	《年轻的朋友来相会》		
15	《中国功夫》	合奏	
16	《花仙子》		
17	《我爱洗澡》	毛巾	
18	《假如幸福的话你就拍拍手》		
19	《月光下的凤尾竹》	海洋鼓	
20	《听我说谢谢你》		

表 4.3　高级曲目表

序列	曲　目	道　具	音乐之星
1	《丢手绢》	手绢	
2	《种太阳》		
3	《幸福拍手歌》	手摇铃	
4	《春天在哪里》	手摇铃	
5	《美丽的草原我的家》	气球伞	
6	《甜蜜蜜》		*

续表

序列	曲　　目	道　　具	音乐之星
7	《又见炊烟》		*
8	《军港之夜》		
9	《没有共产党就没有新中国》	小红旗、合奏	*
10	《圣诞狂欢曲》	响板	
11	《劳动最光荣》		
12	《新年好》	手摇铃	
13	《祝你生日快乐》	手摇铃、响板	
14	《歌声与微笑》		
15	《回家》	音乐泡泡	
16	《挥着翅膀的女孩》	音乐泡泡	
17	《森林仲夏夜》	音乐泡泡	
18	《波光粼粼的大海》	海洋鼓	
19	《城市花园》	芳香精油	
20	《小步舞曲》		

（三）音乐照护开展选曲样例

表 4.4　活力老人音乐照护活动开展选曲样例

序列	曲　　目	序列	曲　　目
1	《你好》	9	《欢迎进行曲》
2	《手指歌》	10	《运动员进行曲》
3	《在一起》	11	《茉莉花》
4	《旋转乐园》	12	《杜鹃圆舞曲》
5	《妙转莲花》	13	《打起手鼓唱起歌》
6	《柠檬树》	14	《让我们荡起双桨》
7	《北京的金山上》	15	《期待》
8	《健康摇》		

二、以人为本

以人为本是当代人很熟悉的一种思想观念，也是现代社会普遍倡导的价值导向。这种思想观念，常用于老年照护领域。在音乐照护活动中，“以人为本”不再抽象，而是现实的活生生的案例。在音乐照护活动中一定要尊重老年人，让老年人可以按照自己的意愿去选择，按照自己的意愿去决定，按照自己的意愿去活动，特别要注意他们不想要做什么，支援他们做想要做的动作，不强迫、不呵斥。我们都要遵循“以人为本”的宗旨，时刻围绕老年人来设身处地地思考与应对。

音乐照护中带动对象包括活力老人和坐轮椅或卧床老人，为了让照护群里很多不能自理或卧床老人在有限的环境下可以更多地体验生活，曲目表里特别收录了可以体现庆典、老少同乐、生活情景、阿尔法脑波类型等乐曲。

以人为本在老年音乐照护活动中体现在选曲时是以被带动的老人为主体去设定曲目，要考虑老年人的节奏及速度，注重主体当下的生理及心理状态，选择适宜的曲目。例如当老年人非常忧郁的时候，要考虑他们这个时候是不是更想听一些符合忧郁心情的歌曲；当老年人很快乐的时候，是不是更想听一些愉悦的歌曲。要深入了解老年人的身体状况、感受老人的心情，发现轻微的变化，随时调整，灵活选曲，持续不断地坚持，让不愿意参加活动的老人加入到活动中。

所以，音乐照护师首先要对曲目熟练掌握，才可以根据带动对象的身体情况、节奏、心情去灵活选曲，配上适宜的乐器声，让老人情不自禁地参与到活动中，感受音乐照护的美与魔力。

三、动静结合

在选曲时需要综合考虑全程的动与静的结合，不但要考虑运用音乐引导老年人随着音乐进行身体动作，同时要思考如何运用音乐让老年人控制自己的情绪。特别要注意的是，持续激烈的身体律动会使血压增高、心率加快，造成心肺功能的负担，所以在音乐照护活动选曲中，要动静结合，有欢快的曲目，也要有舒缓的曲目。这种组合搭配不但不会给身体造成额外的负担，还能使他们持续活动。

四、收放平衡

在精神层面，音乐照护活动充分考量了收与放的平衡性，并且在每首曲目中也加入了收与放的元素。如在音乐照护活动中使用乐器的部分，当老年人手里拿着乐器后，情不自禁就提升了注意力，眼神跟随着音乐照护师的手势与指令。当他们合着音乐节奏敲击到设定的节拍时，会瞬间迸发出的成就感及畅快感，这些情感由个人传达到团体，释放出身心的压力。随后短时间的静止或静态柔和的音乐，又能稳定情绪。组合重复的收与放，可以训练老年人控制自己的身心、动作，调整情绪。

五、全脑开发

通常情况下左脑和右脑分别有不同的分工。右脑（本能脑·潜意识脑）：（1）图像化机能（企划力、创造力、想象力）；（2）与宇宙共振共鸣机能（第六感、直觉力、灵感、梦境等）；（3）超高速自动演算机能（心算、数学）；（4）超高速大量记忆（速读、记忆力）。左脑（意识脑）：知性、知识、理解、思考、判断、推理、语言、抑制五感（视、听、嗅、触、味觉）。

在设定音乐照护活动的整体选曲中，要考虑全脑刺激。如上文所述，左脑为意识脑，可以识记歌词，所以在选曲时可以选择有歌词的曲目；右脑为本能脑，选用适宜的乐曲进行刺激时会激发创造力，当想要让被带动的老年人情绪安定下来时，可以选择古典音乐。不过长时间选择可以唱歌的曲目，或者持续选择可以激发创造力的曲目，都会让老年人们感到疲惫，所以音乐照护师需要平衡其间的度，将各种曲调熟记于心，根据需求来灵活设定曲目。

第三节　道具选择技术

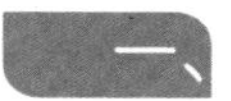

一、乐器的作用

（一）锻炼肢体协调能力

演奏乐器需要运用整个大脑。右脑是控制情感和直觉，而左脑控制逻辑思维，这种训练方式会比其他的方式更容易达到音乐照护活动的目的。在演奏乐器过程中老年人的肢体协调能力也获得了发展。如手指活动时，轻、重、缓、急恰到好处，由于手指与人体心脏、大脑神经密切相关，经常活动手指，能很好地促进手指末梢神经和血液循环。

（二）交流互动的方式

在音乐照护活动中增加乐器演奏可以极大地提高音乐照护活动的成效。老人们通过亲自参与演奏，会在欢乐与严肃的氛围中得到人格的升华。因为乐器是带动者与老年人之间沟通的重要媒介。音乐的非语言表达方式，让它成为很好的沟通方式。音乐活动带动者正是应用了音乐的这一特殊性，才能够很快建立起与老年人之间的联系。有了乐器，老年人会感觉更为安全，他们不再是生硬的面对面的交流，而是有了一种特殊的方式，一种不用语言但同样可以表达情感的交流方式。我们在老年音乐照护活动中的器乐演奏形式，一般是指合奏，由多个声部组成。每个声部与每个人都是合奏中不可或缺的一部分，也就是说，他们要充当主角和配角，并根据需要进行转换。通过这种音乐上的角色转换可以非常好地锻炼老人们的反应能力与合作意识，使老人们更好地融入集体，极大提高高龄老年人或者有语言障碍老年人的语言交往能力，也给予他们自信心参与交流互动。

（三）体现纪律性和责任感

音乐是要求完美的，所有参与演奏活动的老人都必须有严格的纪律性和一丝不苟的责任感。因为他们无论是快一拍或是慢半拍都会破坏音乐的完美性。这种对完美的追求是人心理内驱的本能，所以人们必须准确无误地演奏出来。在这样的氛围下，可以促使老人们更好地去管理自己，因为每个人的演奏不能全靠指挥的提醒，还要自觉地去强迫自己记忆和配合整个集体。演奏时，老人们必须认真关注指挥的提示，养成自己数节拍和记住演奏段落的习惯。他们会充满激情，主动地去表现好自己需要演奏的那部分内容。

（四）建立人与人之间的互动

不同的老年人使用不同的乐器，可以让他们产生区分的意识，如王爷爷拿着鼓、张奶奶拿手摇铃，当每个人演奏不同声部时，大家通过乐器对同伴有了认识。老年人们一起演奏乐器，学会了互相配合，同时也产生了集体关系。合奏时需要考虑他人，要努力使自己的声音与别人的声音相融合。另外，音乐活动中交换乐器演奏也可以增加他们之间的互动性。在互相交换乐器演奏时会出现一些情况，如有些老年人不愿意交换乐器，而有些老年人想要演奏别的乐器。我们作为活动带动者需要帮助他们学会等待、轮流、主动谦让等，这样可以帮助高龄或失智老年人有效提高社会交往的能力。

二、乐器的即兴演奏

老年音乐照护活动中使用的乐器一般是无须经过冗长技术练习的打击乐器。老人们可以很快从最简单的节奏训练进入到即兴演奏。我们在实践活动中曾看到数十位老人一起用器乐合奏的场景，且参与的演奏者全无乐谱，他们只需在指挥老师的带动下创作就能出新的作品，非常精彩！即兴演奏为音乐照护活动提供一个互动交流的机会，带动者和老年人们一起创造音乐交响乐，大家会一起通过此类音乐活动建立联系，刺激并引发想象力，这是一个创造交往的过程。

三、乐器使用的注意事项

音乐照护活动中使用乐器时，为了让老人们在演奏时更好地获得成就感，我们不仅要充分了解每一种乐器的特性，如音色特征、演奏的难点等，同时还要注意以下几个方面。

（一）活动策划时的准备

在每一次音乐活动开始之前，我们要根据当天的活动安排准备好需要使用的乐器，乐器数量则根据当天参与活动的人数来决定。最好将准备好的乐器放入一个备用的盒子中，等到需要使用时再将乐器拿出来。这样的细节安排在活动中不可忽视。

（二）有选择地使用乐器

老年音乐照护活动中，我们需要选择以节奏性为主，比较容易掌握使用方法的乐器。在实践活动中，我们发现，这些无需技巧的乐器，为老人们的参与和音乐体验找到了途径。节奏训练是非常必要的。通过老年人自己奏乐，即通过即兴演奏设计和创造自己的音乐，激发老年人的主动性和积极性。

（三）评估参与者的能力

活动带动者要在活动策划时对参与者具备哪些能力做出专业的评估，比如：哪些活动是能胜任的，什么样的动作适合他们。在设计活动目标之前，必须考虑老年人能否参与，是否在活动中感到舒适。

（四）活动中乐器的摆放

乐器活动中，最好提前把乐器放在老年人的身边，让他们能随时拿起来。如果活动目的是要促进老年人的表达能力，那就把乐器放在指定位置，让他们有更多选择。

（五）介绍不同的乐器

在使用乐器之前，带动者需要介绍乐器的名字、来源、构造，以及演奏的方式，在这之前也可以先让老年人尝试不同的演奏方法。比如传递一件乐器，让大家都尝试不同的演奏方法，也可以用乐器来设计一些游戏，这些游戏活动可以很大程度地开发大家对乐器的好奇心，同时通过游戏可以减少他们对在演奏乐器时出错的担忧。

四、使用乐器的目的

1. 音乐照护活动开展中使用乐器的目的不是为了提升老年人的音乐技术而

去进行教育和训练的，而是通过使用乐器来增加活动的趣味性，提升老年人参与活动的主动性和积极性。

2. 在乐曲表中列出的可以合奏的曲目，都是节奏感强，容易理解的进行曲和古典乐曲，可以随着相同的旋律进行乐器演奏。

3. 要根据老年人的能力以及兴趣进行选择使用。

4. 利用乐器的演奏来欣赏音乐。

五、常用乐器

老年音乐照护中的常用乐器分为打击乐器和其他乐器两类。

打击乐器包含：手摇铃、鸣子响板、木槌、铃鼓、双响筒、高低音筒、红蓝沙筒、沙锤、鸡蛋沙铃、三角铁、36 音风铃、大鼓、铜镲等。

（1）手摇铃

手摇铃为摇击体鸣乐器，手柄呈半圆形，容易抓握，金属铃铛摇晃会发出清脆的声响，为摇动型打击乐器，适合旋律优美的曲目。有各种颜色可以选择，适合音乐照护开展时供老年人进行选择，提高参与度。

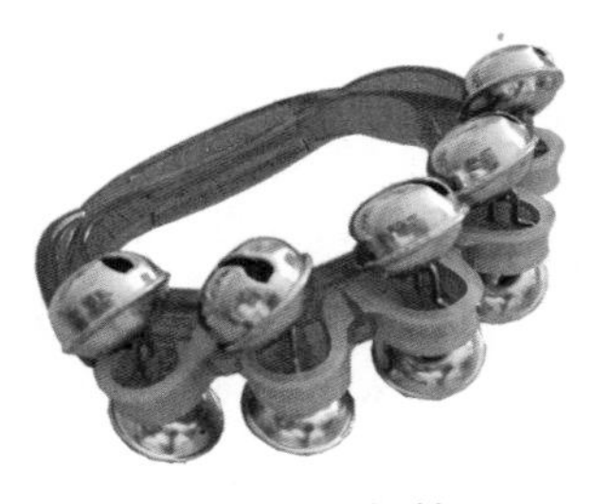

图 4.2　手摇铃

（2）鸣子响板

鸣子响板为摇击体鸣乐器，木制，有一个长握柄，发声部位在前端，两侧各有三条长方形木条，摇动时，会发出清脆的啪啪声，为摇动性打击乐器，适合节奏感强的曲目。

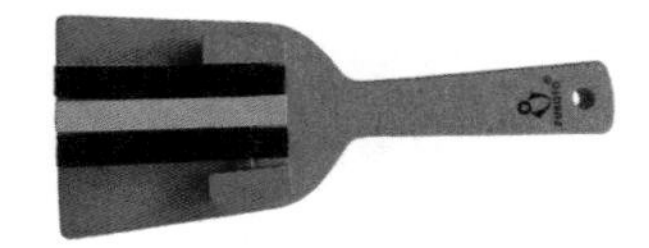

图 4.3　鸣子响板

（3）木槌

木槌为敲击体鸣乐器，木质或竹制，主体由两个部分组成，一个长棍和一个圆球形的头，两头碰撞会发出声响，适合开展桌面音乐照护曲目，可以增强曲目的趣味性。

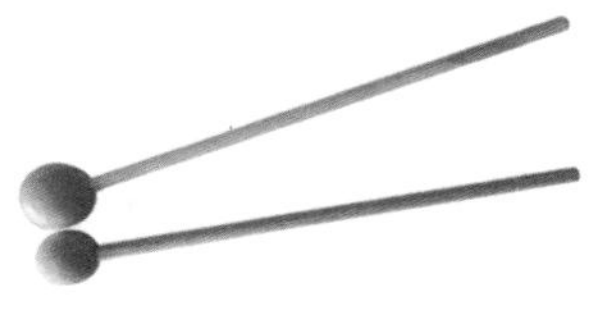

图 4.4　木槌

（4）铃鼓

铃鼓为膜鸣乐器，在扁圆形的木制鼓框上，单面蒙以羊皮、马皮或驴皮，皮面周围用铁钉绷紧，鼓框上开有扁圆形小长孔，装有5—7对铜制或铁制小钹，另有一个不装小钹的圆孔作为手握部位。演奏时，多用左手持鼓，以右手手指或手掌击奏。摇动鼓身，可使小钹同时作响。多用于歌唱或舞蹈伴奏，也可用于器乐合奏。要注意的是拿铃鼓时的姿势，由于铃会晃动和发生残响，把铃鼓维持45度的角度可以使铃声不会太短或太长。

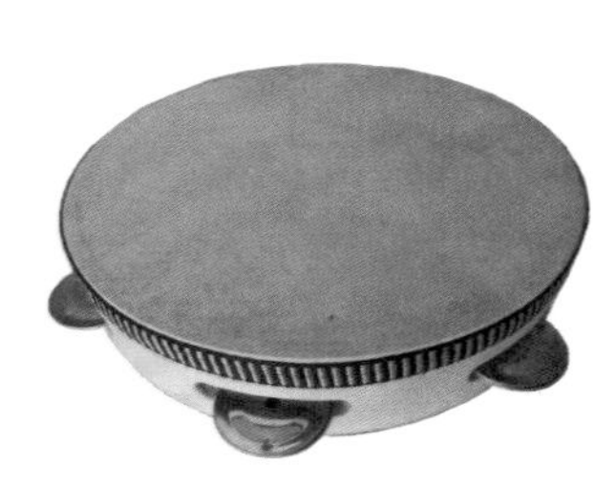

图 4.5　铃鼓

（5）双响筒

双响筒为摇击体鸣乐器，是竹制或木制的圆筒形打击乐器。圆筒中间细，两头粗。中间细的部分实心，开一圆孔，可以插入一根小棍，演奏时手持小棍，也可直接拿住中间实心部位，另一手持小木棍敲击空心筒身部位发声。双响筒声音清脆、结实，筒身两侧分别开两条细口，由于两侧开口的长短不同，演奏出的音高也不同。双响筒两侧音高不同，演奏时一手持筒身或插入筒身的木棍，一手持木棒敲击两侧筒身。

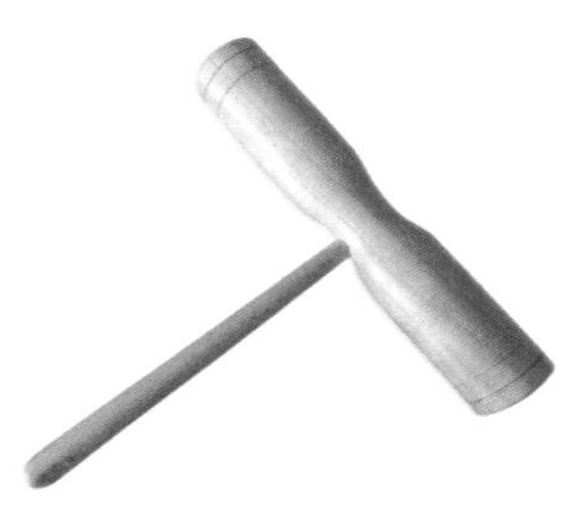

图 4.6　双响筒

（6）高低音筒

高低音筒为敲击体鸣乐器，是竹制或木制的圆筒形打击乐器，两边筒形有高低两边。有一个手持小棍，用小棍敲击筒身部位发出声响，适合合奏曲目使用。

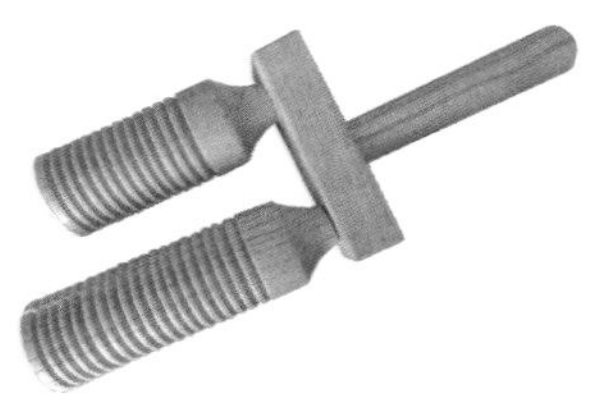

图 4.7　高低音筒

（7）红蓝沙筒

红蓝沙筒为摇击体鸣乐器，也称为刮筒，由实木制作而成，两端为不同颜色，一端为红色，一端为蓝色，不同的颜色设计可以引起使用者的注意，并可作为颜色认知训练用。沙筒上有凹痕，用配套的棒子轻

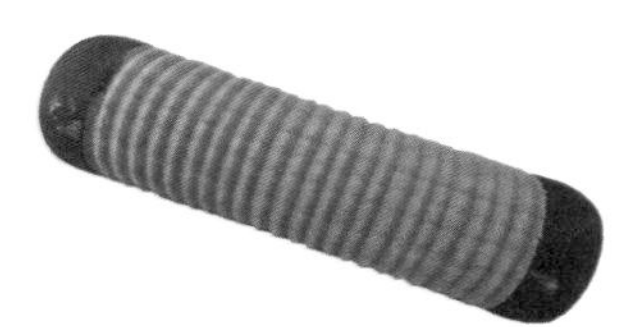

图 4.8　红蓝沙筒

刮沙筒会发出清脆的来自大自然的木质声音，手拿沙筒轻轻摇晃，筒内沙子会发出沙沙的响声。

（8）沙锤

沙锤为摇击体鸣乐器，亦称沙球，节奏性打击乐器。传统沙锤用一个球形干葫芦，内装一些干硬的种子粒或碎石子，以葫芦原有细长颈部为柄，摇动时硬粒撞击葫芦壁发声。也有木制、陶制、藤编和塑料制等形状类似的沙锤，内装珠子、铅丸等物。通常双手各持一只。

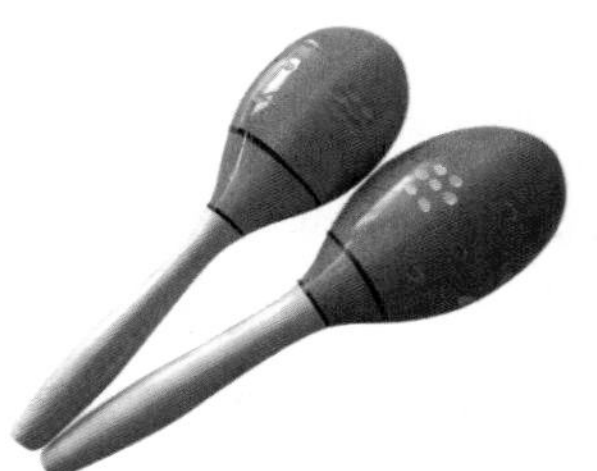
图 4.9　沙锤

（9）鸡蛋沙铃

鸡蛋沙铃为摇击体鸣乐器，由环保塑料制作而成，轻轻摇晃，主体会发出沙沙的声音，有多色可选，可以刺激视觉、听觉，促进手眼协调。

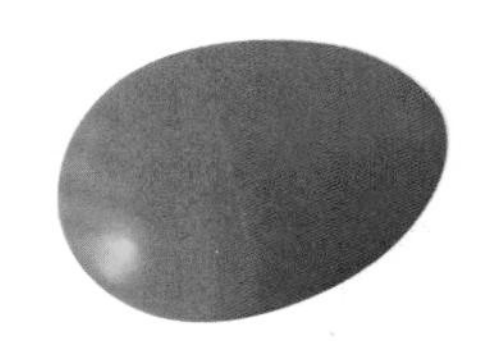
图 4.10　鸡蛋沙铃

（10）三角铁

三角铁为敲击体鸣乐器，是用细钢条弯制成三角形的打击乐器。用一金属棒敲击，发音清脆悦耳，穿透力强，适宜做较简单的节奏敲击，也可将金属棒置于三角铁环内转动奏出“滚奏”效果。敲击三角铁不同部位，其音高音色略有不同，底边音最低，等腰上段的音较高，奏震音则反复快速敲击角隅的两边，或在三角内画圆圈轮击三边。

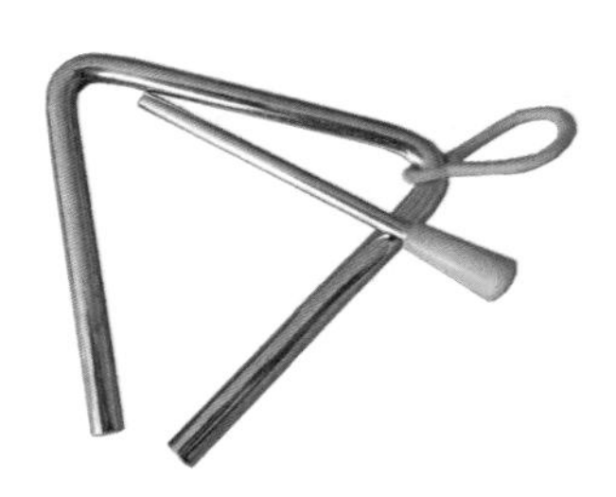
图 4.11　三角铁

（11）36 音风铃

36 音风铃为敲击体鸣乐器，由 36 音音树及支架组成，在音树上方的木制横架上开一小圆孔，放置敲击用小棍，左右滑动可以发出美妙的声音，适合合奏曲目使用。

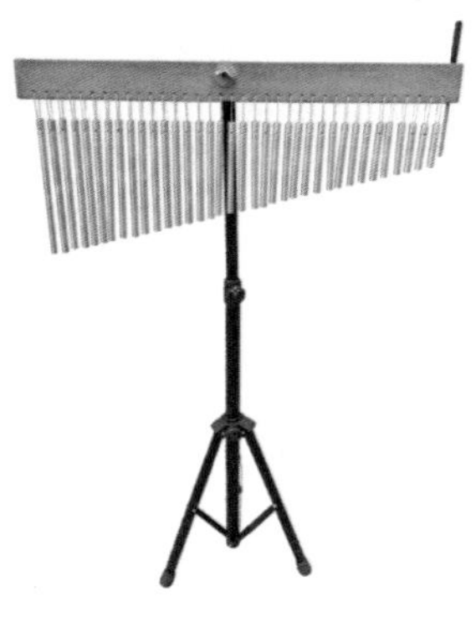
图 4.12　36 音风铃

（12）大鼓

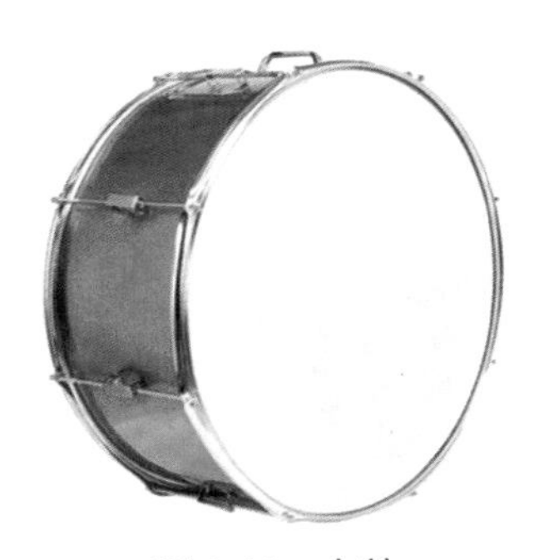
图 4.13　大鼓

大鼓为膜鸣乐器，又称为太鼓。即在中空的木制圆筒上张皮，以供打击的乐器。大鼓由鼓身、鼓皮、鼓圈、鼓卡和鼓槌等部分组成。大鼓属于双面膜鸣乐器，无固定音高，但可控制发音的强弱变化。用鼓槌敲击发音，随用力的变化来表现不同的音乐情绪。其音色低沉响亮，雄壮有力，用于模仿雷声和炮声时恰如其分。

（13）铜镲

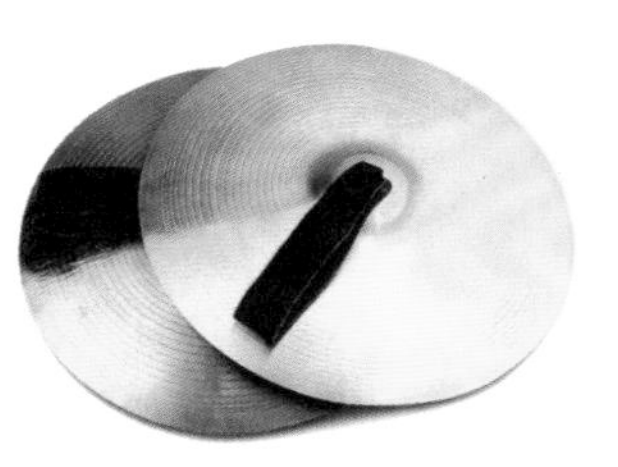
图 4.14　铜镲

铜镲为互击体鸣乐器，是中国传统打击乐器，即小钹，或称镲子、铰子等。中国民间常用类型一般为黄铜镲和铁镲两种。它们是由两个圆形的铜片互相撞击发声的。

（14）小圆响板

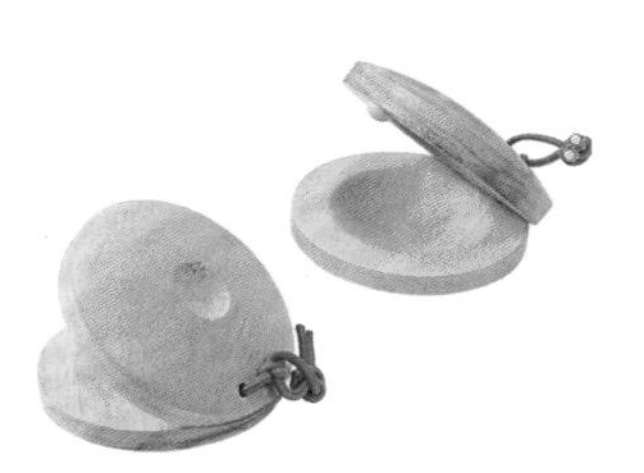
图 4.15　小圆响板

小圆响板为敲击体鸣乐器，无固定音高。演奏时将两片响板像贝壳一样相对着挂在拇指上，用其他四个手指轮流弹击其中一片响板，使之叩击在另一片上发声。音色清脆、透亮，不仅可以直接为歌舞打出简单的节拍，而且可以奏出各种复杂而奇妙的节奏花样，别有一番特色。

（15）半月铃

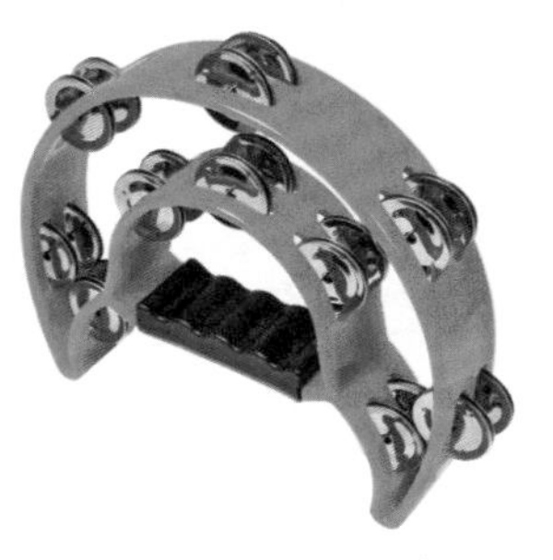
图 4.16　半月铃

半月铃为摇击体鸣乐器，由半月形鼓圈及铃片组成，音色清脆，有各种颜色可以选择。很受老年人欢迎，可提高参与度。

（16）手鼓

手鼓为膜鸣乐器，是最具代表性的打击乐器，形状来源于捣碎杂粮的臼。沙漏形状的外形，两端开口，用山羊皮包住较大的开口端，用双手拍打演奏。

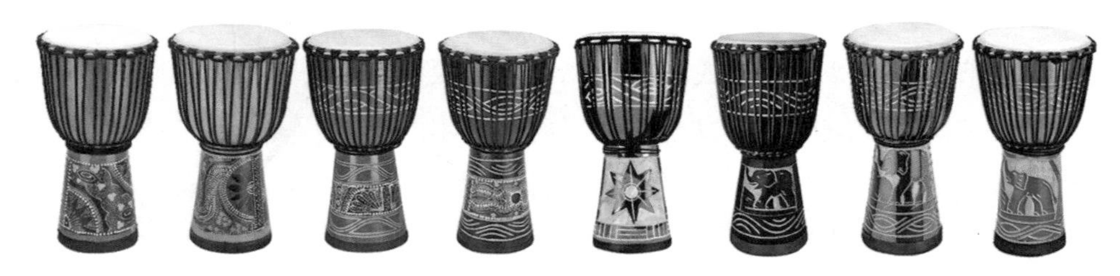

图 4.17　手鼓

（17）海洋鼓

海洋鼓为摇击体鸣乐器，鼓上有栩栩如生的海洋生物图案，整体由木质鼓圈及内部钢珠组成，摇动本体会发出仿真度极高的海浪声音，让活动参与者宛如身处开阔的海边，聆听美妙的海浪声，可以达到放松情绪的作用。

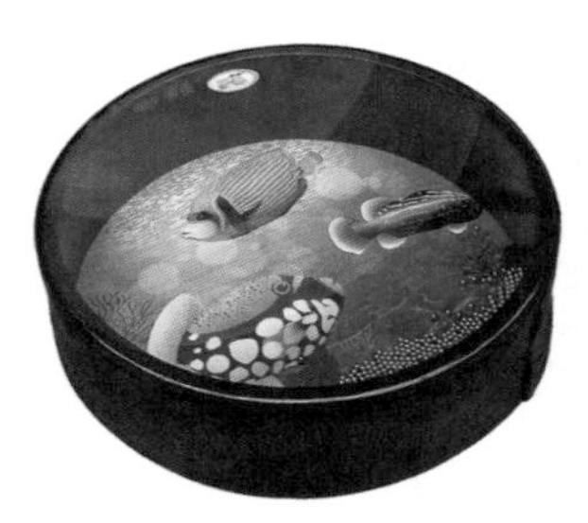

图 4.18　海洋鼓

六、其他道具

在老年音乐照护活动中，还可以使用日常生活中使用的物品作为道具，把它们巧妙运用到音乐照护中，如音乐气球伞、毛巾、彩色丝巾、旧报纸、按摩球、手绢、芳香精油、音乐泡泡等。

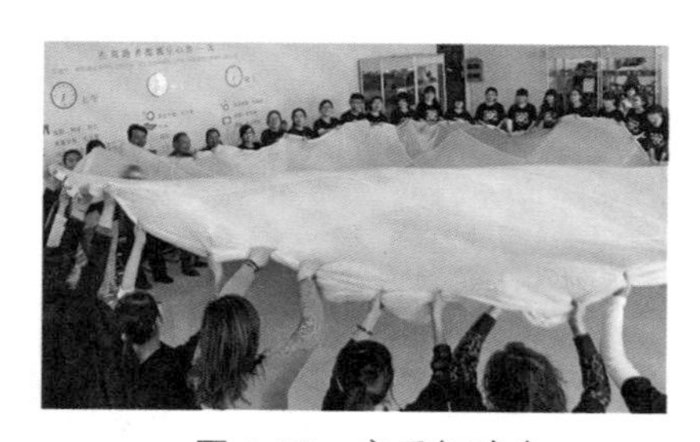

图 4.19　音乐气球伞

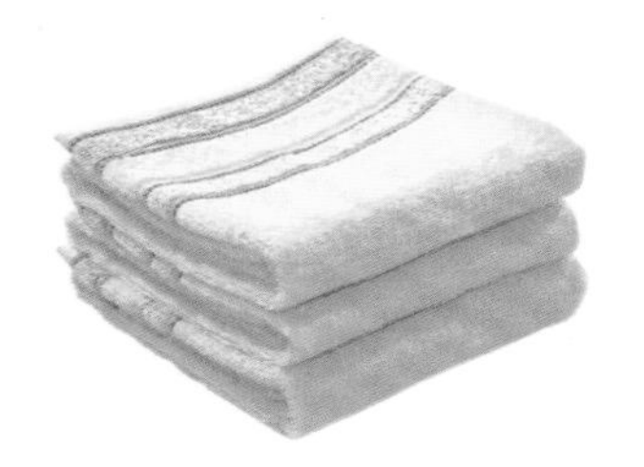

图 4.20　毛巾

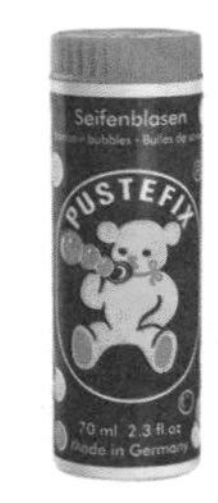

图 4.21　音乐泡泡

第四节　引导性歌唱

一、引导性歌唱

唱歌有很多好处，但是对于不爱唱歌、唱不好歌的对象，或是对应失语症预防与干预个案时，就需要运用引导性唱歌的方式来进行音乐照护活动。例如在活动中营造回想过去的氛围，播放老年人耳熟能详的歌曲，哼唱熟悉的歌词，利用怀旧物件促进回想起过去的情景。在唱歌的同时调整呼吸，增强肺活量，引发说话的可能性。

二、歌唱活动

歌唱是人们表达自己情绪、情感的方式之一，老年人可以通过歌唱来表达自己的思想，它是音乐照护中不可缺少的一个重要组成部分。通过歌唱，老年人不仅可以得到情感的宣泄，享受身心的愉悦，锻炼语言能力，培养审美意识，而且在现场音乐声中，还能陶冶情操，完善人格。

（一）歌唱姿势

人体自然直立，上身放松，下半身稳而不僵硬，使整个身心处于精神饱满、生机勃勃的状态。两脚如肩宽，成丁字形分开站立，支撑点可放在前脚或后脚上，以便歌唱时保持重心。腰部直立，使胸部挺起，同时微收小腹，两肩平放而略向后舒展，手臂自然下垂。头眼平视，颈部放松。下巴自然下垂而微向后收，切不可向前突出。脸部肌肉放松，表情自然大方。切忌皱眉、噘嘴、歪头等。

（二）歌唱的呼吸方法

歌唱时的呼吸与日常生活中说话的呼吸是不大一样的。用口、鼻垂直向下吸气，将气吸到肺的底部，注意不可抬肩，吸入气息时使下肋骨附近扩张起来。腹部方面，横膈膜逐渐扩张，使腹部向前及左右两侧膨胀，小腹则要用力收缩，不扩张。背部要挺立，脊柱几乎是不动的，两侧向下和向左右扩张的，这时气推向两侧与背后并保持在那里，保持住后再缓缓将气吐出。

1. 老年人正确的发声方法和演唱技能

引导老年人用鼻腔共鸣的方法来歌唱，避免大声喊叫，养成用自然好听的声音歌唱的好习惯，用有感情的声音歌唱。注意劳逸结合，合理用嗓。

2. 适宜曲目

（1）优秀民间歌曲及简单的少数民族歌曲；

（2）外国优秀歌曲和民间作品。

3. 歌唱的形式

演唱形式是指齐唱、独唱、重唱、合唱等演唱的组合形式。

（1）独唱

独唱是指一个人演唱歌曲，通常有伴奏。适合独唱的歌曲作品：《在希望的田野上》《大海啊，故乡》《乌苏里船歌》《康定情歌》《八月桂花遍地开》《雪绒花》《喀秋莎》《红梅花儿开》《小路》《山楂树》等。

（2）齐唱

齐唱是指两个以上的人一齐整齐地演唱同一支歌曲。不同于合唱的是，合唱是由多人演唱多声部歌曲的艺术表演形式，而齐唱是指大家都唱同一个旋律，也就是单声部的群唱。适合齐唱的歌曲作品：《妈妈教我一支歌》《掀起你的盖头来》《美丽的草原我的家》《没有共产党就没有新中国》《我们走在大路上》等。

（3）合唱

合唱是指两个或两个以上声部同时演唱歌曲的形式。合唱艺术强调的是共性，追求的是谐和、均衡、立体化的和声美，注重的是协调一致、富有变化的音色美。要求声部之间旋律的和谐，是普及性较强、参与面较广的音乐演出形式之一。适合合唱的歌曲作品：《我的祖国》《东方红》《黄河大合唱》《我和我的祖国》《共和国之恋》《我爱你中国》《长江之歌》《同一首歌》《社会主义好》《莫斯科郊外的晚上》等。

第五节 引导性律动

一、音乐照护中的身体活动

音乐照护是运用音乐的特性，将简单的动作用身体语言呈现出来，将音乐和动作组合用自然的照护方式建立人与人之间的信赖关系，协助身体功能训练。音乐照护可以协助每个人结合美妙的音乐，简单的动作，多样的乐器，积极主动地鉴赏音乐。通过展现出来的情绪，传达心情与感受。身体语言并不是简单地把动作做出来而已，而是要能达到以下三个功能。

（一）运用身体表现心理状态，运用音乐诱发动作传达情感

人的心情并不仅通过语言传达，还能用身体语言传达，从姿势和表情传达，根据身体的动作可以传达出丰富的感情，扩大交流的空间。拍手这个动作很简单，但在音乐照护活动开展中就能发现不同状态的人呈现出来的拍手动作就不一样，通过这些讯息，音乐照护师可以了解他们的心理状态。

人并不只是用姿势和态度传达心情，也可以利用音乐引发动作传达情感，例如：在音乐节奏的刺激下通过拍肚子和拍手等简单的动作交流情感与心情。在音乐照护团体互动带动的情况下，音乐照护师的作用尤为重要，不仅要呈现出优美的动作，还要配合上眼神、表情、节奏、声音等要素进行交流，可以让失智、失能的老年人更快速地接收到信息，感受到关怀。

（二）促进运动感觉机能和协助身体功能训练

播放轻快的音乐可以刺激脑部的各部位认知功能，配合着音乐做一些简单的动作，可以让身体运动训练变得更简单。由音乐介入诱发的动作针对老年人可以起到预防照护和健康照护的作用，因为曲目都是配合着音乐创作的动作，所以在开展时会让人自然地感受到心情的舒畅感。

在音乐照护活动中并不是以训练身体的某个部位为主要目的，而是让人放松

心情，愉悦地参与到音乐活动中。如对于手抬不起来的脑中风后遗症的患者，在音乐照护的活动安排下，以康复为目标，自然地进行康复训练，提升手部机能，提升患者的可动范围。在活动开展中无意识地敲打乐器，学习组合动作，都是自然地诱发人的原本能力，促进运动感觉机能的表现。

（三）积极主动地体验音乐的本质

很多人都认为艺术性很强的古典乐曲以及节奏感很强的流行乐曲有很大的疗愈作用，但是不少有身体障碍的老年人很难集中注意力聆听乐曲。为了解决这个问题，配合着美妙的乐曲设计了基本动作以及组合动作，通过身体语言将乐曲呈现给老年人，让老年人可以集中注意力享受乐曲的美妙，感受乐曲的趣味性。老年人看着动作，可以感受到乐曲的本质、乐曲的强弱拍以及节奏感。为了更好地体验音乐，也加入了多样化的乐器。

身体活动作为交流互动的方式，有着重要的作用，包括：尊重对方；容许活动开展时，参加者可以带着让他/她安心的人或物一起参加；等待的重要性；提示语诱发参与感；温暖的眼神；温柔的笑容。

二、关键动作

关键动作又称为准备动作，主要是指乐曲开始时的动作。音乐照护师先将准备手势摆好，再环视老人们也都准备好了之后才说：“准备”，然后乐曲即开始播放。

关键动作是音乐照护师与老人们的沟通媒介。随着手势之间距离的宽窄以及远近的调整，可以转化为与一位老年人建立沟通的媒介，也可以转化为与多位老年人建立沟通窗口，这就是关键动作的魔力所在。

关键动作的姿势。音乐照护师采用站姿，双脚分开与肩同宽，身体微微前倾（展示友善并易于接近的姿态），双手置于双眼两侧，慢慢往前延伸，双手像拿了一个气球一样，肩部放松勿耸肩，面带微笑。具体如图 4.22 所示。

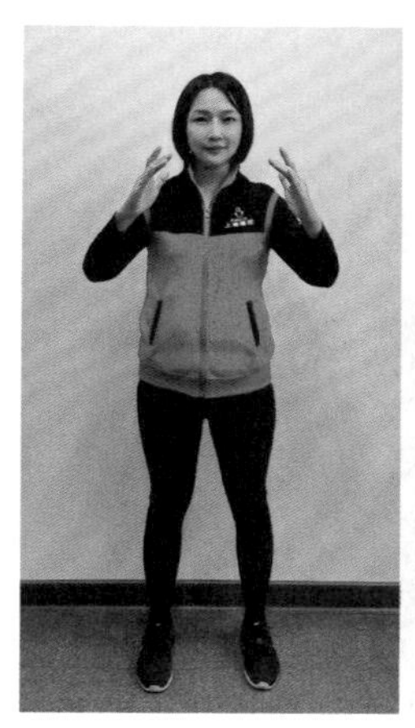
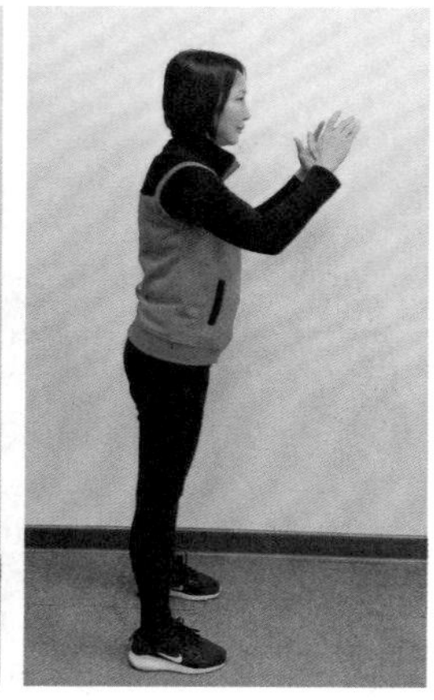
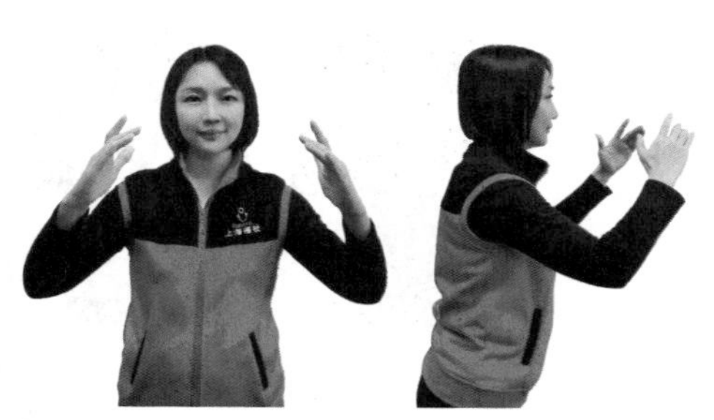

图 4.22　关键动作的姿势

三、结束动作

结束动作主要是指每首乐曲结束后做的动作，即鼓掌的动作，包含三层含义，其一：表示一首曲目已经完成；其二：表扬大家都做得很好；其三：鼓励大家再进行下一首曲目。

每首曲目有开始就有结束，关键动作和结束动作可以提供时间的共有性，不论任何人都可以在做这两个动作时感受到乐曲的开始和结束，以及乐曲的长度。

四、基本动作

基本动作的设计源自生活，运用生活即康复的原理，采用日常生活中常用的动作，搭配上音乐的特性，让老年人在活动中，随着音乐做着熟悉的动作，运动的同时又感觉不到累。

基本动作主要由手部、手腕、手臂、肩部、腿部动作及核心动作、乐器演奏模拟动作、组合动作构成。

1. 手部动作（合掌、搓手心、搓指间、拍手背、数手指、转手指、碰指尖）

在生活中很多动作都需要用到手，手心、指间、手背分布着很多穴位，而且这些穴位关联着全身的器官，所以在活动中设计了很多关于手部的动作，例如搓手心、搓指间、拍手、拍手背的动作，如图 4.23 所示。

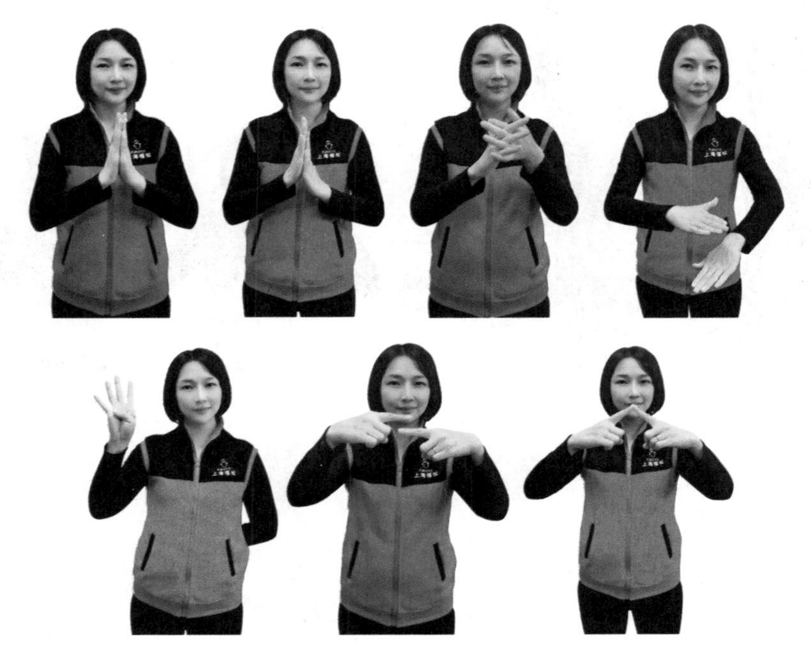

图 4.23　手部动作

2. 手腕动作

转手腕这个动作在日常生活中必不可少，平常开门、开瓶盖、拧毛巾等都会用到这个动作，如图 4.24 所示。

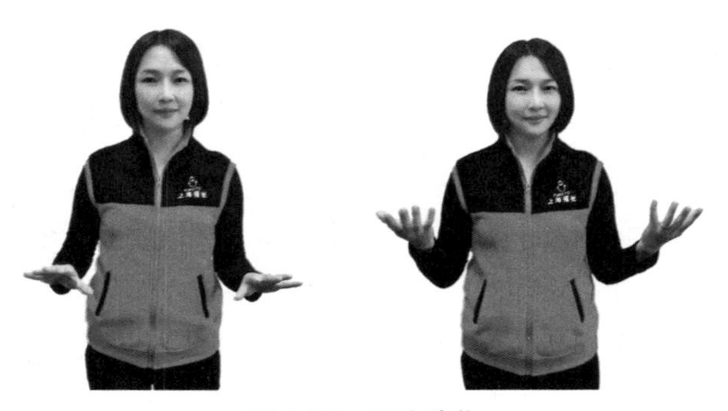

图 4.24　手腕动作

3. 手臂动作

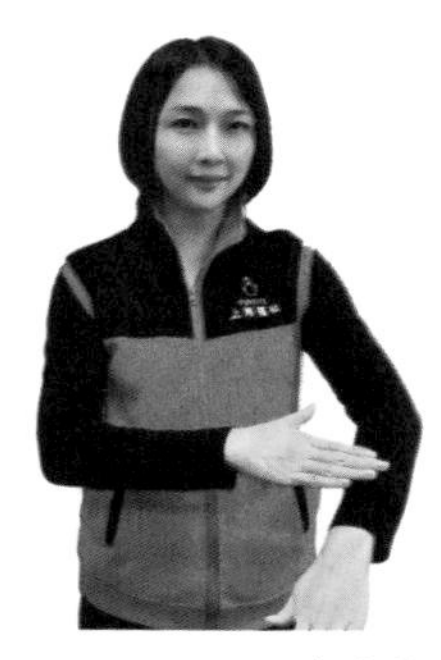
图 4.25　手臂动作

拍手臂可以刺激手臂穴位，促进血液循环，改善气血不通的症状，对于心慌气短的患者具有很好的治疗作用。还可以改善心肌炎、急性胃肠炎，对于心烦、呕吐的患者具有很好的改善作用。在拍打时，把手臂分为两部分，前臂和上臂分别作为拍打部位，每个部分就像一个音乐小节，跟随音乐拍打节拍，不但可以促进身体健康还可作为身体部位认知训练，如图 4.25 所示。

4. 肩部动作

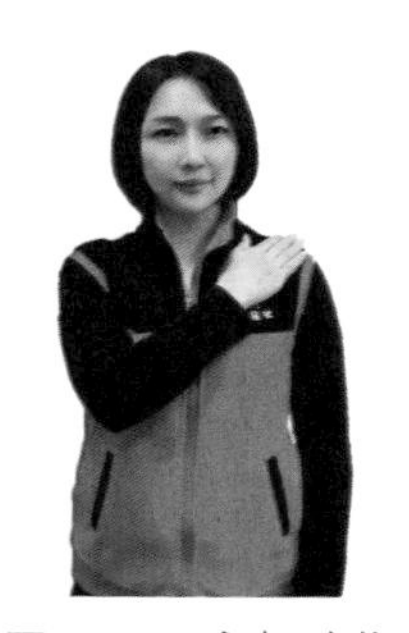
图 4.26　肩部动作

经常久坐会导致颈椎问题，成年累月积累下来会有颈椎病，多拍打肩膀会对腰部以及肩部产生保健效果，对筋骨也会产生良好的保护，同时，拍打肩膀也会促进血液循环，如图 4.26 所示。

5. 腿部动作

拍大腿和拍小腿的动作，在曲目带动中有单独使用与组合使用两种，包含两个层面的功能：其一，拍打腿部穴位，促进血液循环；其二，身体部位认知，促进手眼协调，可达到益智目的。拍打时，以大腿根部、膝盖、脚踝为三个分界点，其间转化为两个小节，根据乐曲的特性，可分为四拍或八拍进行拍打，如图 4.27 所示。

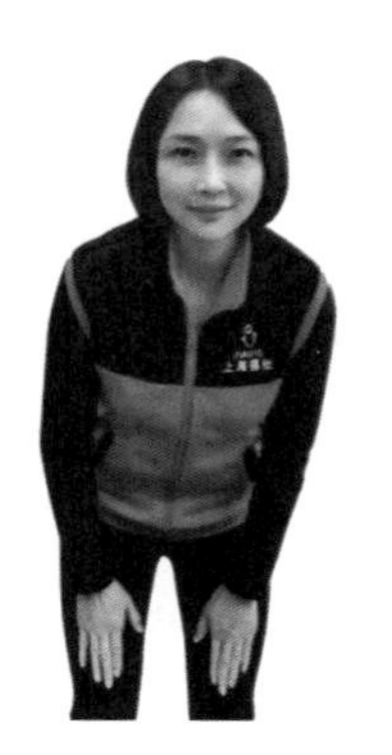
图 4.27　腿部动作

6. 核心动作

拍肚子和拍臀部的动作，在曲目带动中常以组合出现，包含两个层面的功能。其一，经常久坐肚子会有赘肉，也会有肚子胀、排便不顺畅的问题，长期不运动，会有患高血压、高血糖、高血脂等一系列生活习惯病的可能性，拍肚子可以促进脂肪燃烧，减轻便秘，促进肠胃蠕动，促进消化，预防肛肠病的发生。久坐也会引起腰部及痔疮问题，臀部气血不通，新陈代谢不好，会使臀部循环系统不畅，会造成腰部酸痛、腰椎间盘突出、坐骨神经痛等，多拍打臀部可以改善血液循环、促进睡眠、排出毒素。其二，身体部位认知，促进手眼协调，可达到益智目的。具体动作如图 4.28 所示。

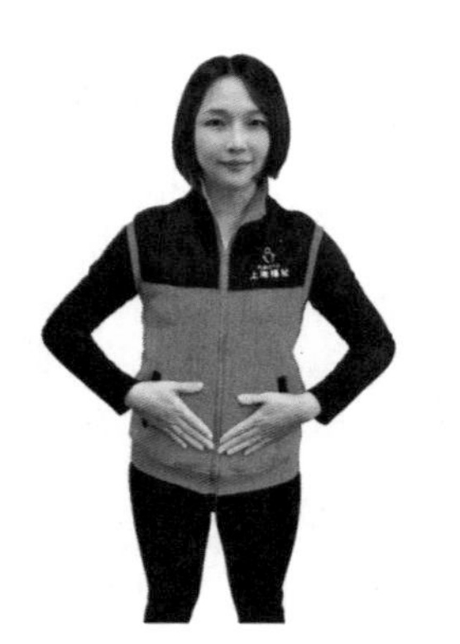

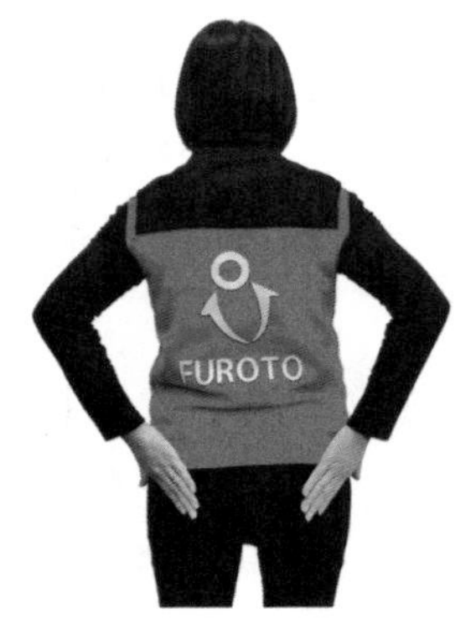

图 4.28 核心动作

7. 乐器演奏模拟动作

根据音乐的特性，将小提琴或手风琴演奏的动作植入进去，可以增强活动开展的趣味性。

8. 组合动作

组合动作主要是训练身体的协调性，控制能力（静与动、快与慢）、平衡能力、运动感知能力。

组合 A：双手摇摆双手旋转

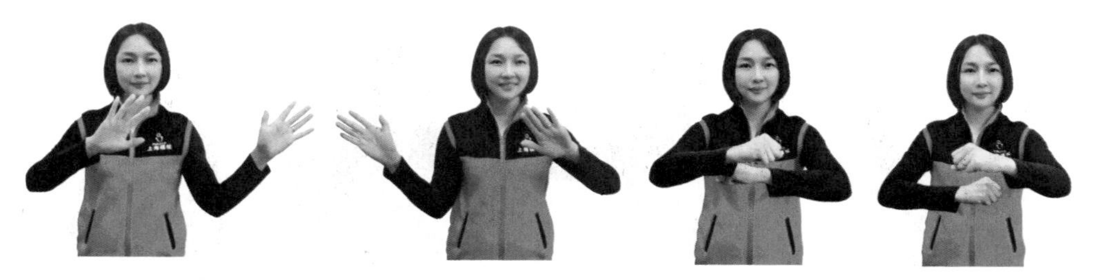

图 4.29　组合 A 动作

组合 B：拍肚子、拍臀部、拍头、拍脸

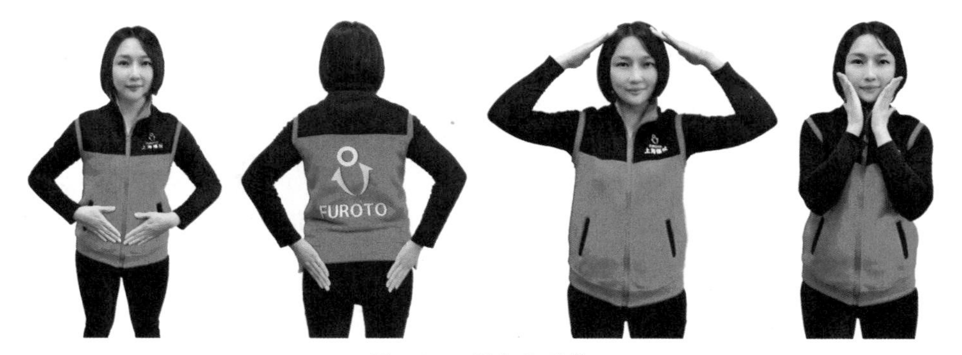

图 4.30　组合 B 动作

组合 C：大踏步、小踏步

组合 D：拍手挥手、拍手抓手、点赞

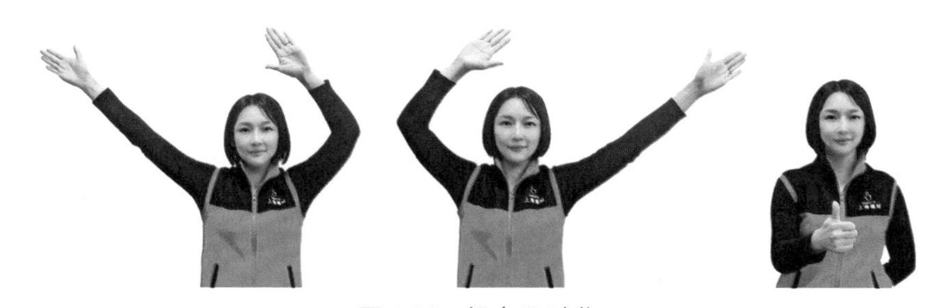

图 4.31　组合 D 动作

组合 E：加油、慢速下降

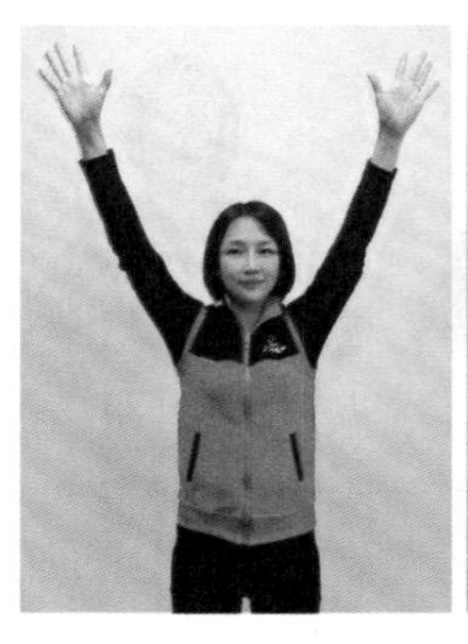
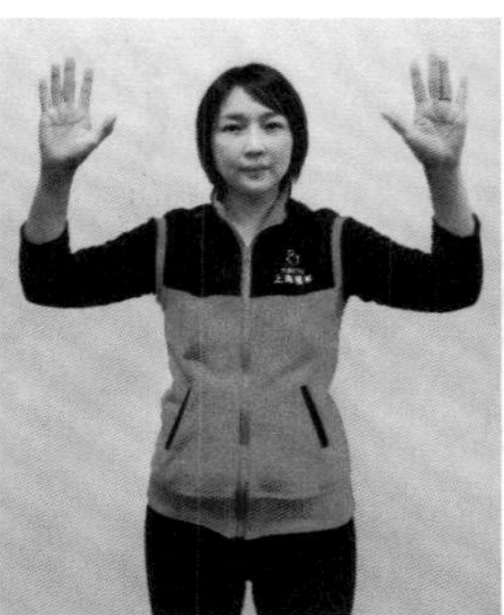
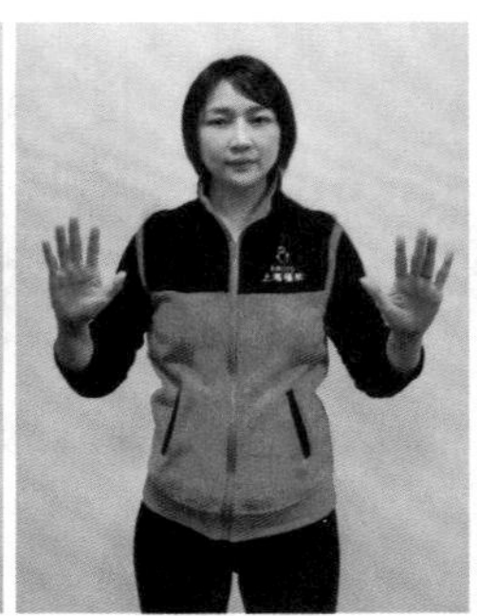
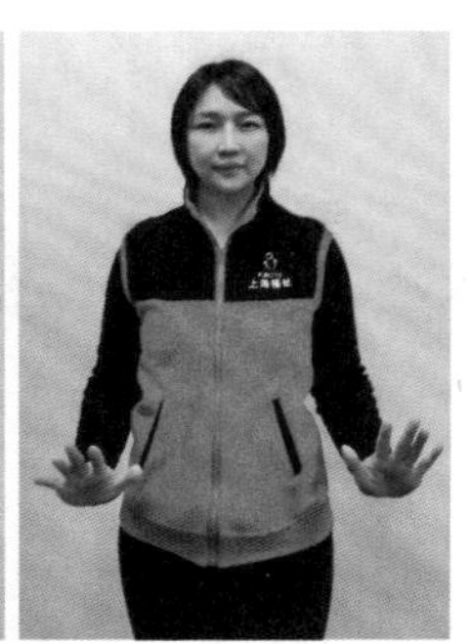

图 4.32　组合 E 动作

五、单曲操作示例

曲名：《你好》

扫描二维码
即可观看

1. 目的

（1）观察老年人的身体及精神状态。（2）评估与掌握老年人的身体及精神状况。（3）活动与放松身体。（4）提高互动率，增进感情。

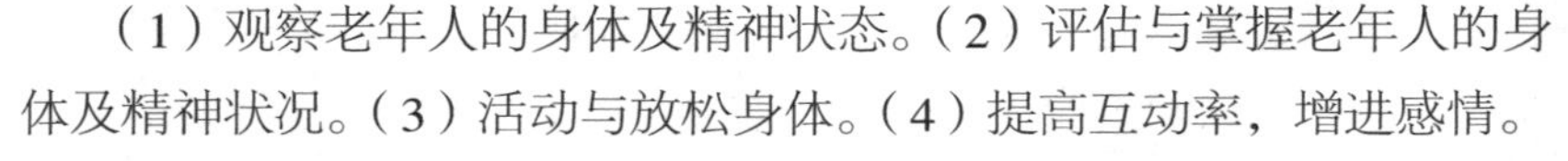

2. 方法

（1）让老人们坐在椅子上，仔细聆听音乐，合着音乐的节奏像打太极拳一样进行合掌、搓手、放下、抬手、抬腿、抬脚等动作。

（2）照护师合着音乐的节奏为每位老人涂上护手霜，然后请大家自己把护手霜搓匀。

3. 注意事项

（1）这首曲子的旋律符合老人自身的节奏感，建议选用此首作为开场的热身曲目，以便观察与评估老人的身体及精神状况。

（2）选用容易做到并熟悉的动作进行带动。

（3）刚开始带动时，要拿捏好人与人之间的距离。

（4）带动时，音乐照护师应和着曲子走到每个老人面前，用眼神或轻声跟老人们说“你好”。

音乐照护师应把自己愉悦的心情传达给参与活动的老人，如果自己的情绪不好的话，很容易影响周围的人，所以一定要保持好心情来进行活动带动。

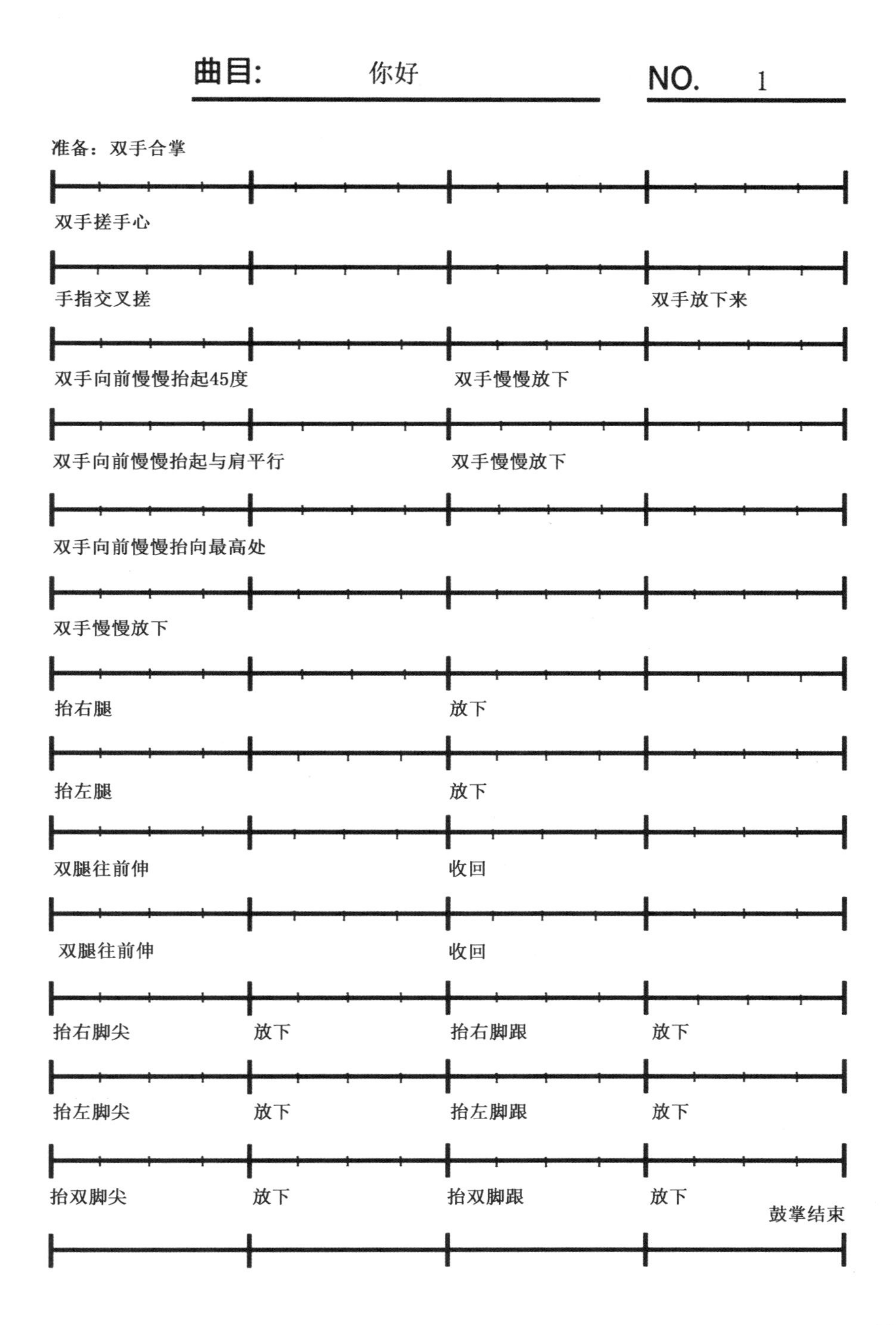
曲目: 你好
NO. 1
准备：双手合掌
双手搓手心
手指交叉搓
双手放下来
双手向前慢慢抬起45度
双手慢慢放下
双手向前慢慢抬起与肩平行
双手慢慢放下
双手向前慢慢抬向最高处
双手慢慢放下
抬右腿
放下
抬左腿
放下
双腿往前伸
收回
双腿往前伸
收回
抬右脚尖
放下
抬右脚跟
放下
抬左脚尖
放下
抬左脚跟
放下
抬双脚尖
放下
抬双脚跟
放下
鼓掌结束

第六节　老年音乐照护现场设计

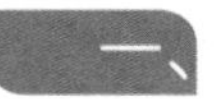

一、现场人员分工

（一）音乐照护师

音乐照护师在音乐照护活动中起到引领全体人员的团队核心的作用，从整个活动的准备、实施、高潮营造、重点把控，到画上完美的句点，都要把握得滴水不漏。不但要满足全场老年人，也要关注到每一个人细小的需求，熟练掌握整场的起承转合，从个人到团体把握好整场活动的目标及效果。在活动中，音乐照护师直接管理并指导活动辅助人员、照护人员、志愿者或家属。

（二）个别对象指导人员：可由照护人员、志愿者或家属担任

在组织不能自理或卧床老年人开展音乐照护活动时，一般在旁边都会设置一位个别对象指导人员，个别对象指导人员通常由照护人员（志愿者或家属）担任，在音乐照护师的指导下对于老人进行指导与辅助。例如，不能自理或卧床老人患者无法动作，个别对象指导人员可根据音乐照护师的口令、眼神、动作进行主动或被动的指导与辅助。

（三）音乐播放人员：活动辅助人员担任，如人力不足时，可由音乐照护师兼任

音乐照护活动就像一场完整的演奏，所以音乐衔接也是重中之重。在活动中，音乐照护师会针对乐曲进行说明，和活动参加者沟通与互动，这些都需要音乐播放人员根据音乐照护师的“指示”进行播放与停止，这里的“指示”一般多运用非语言技术进行提示。

（四）老年人音乐照护活动团队的分工与合作图

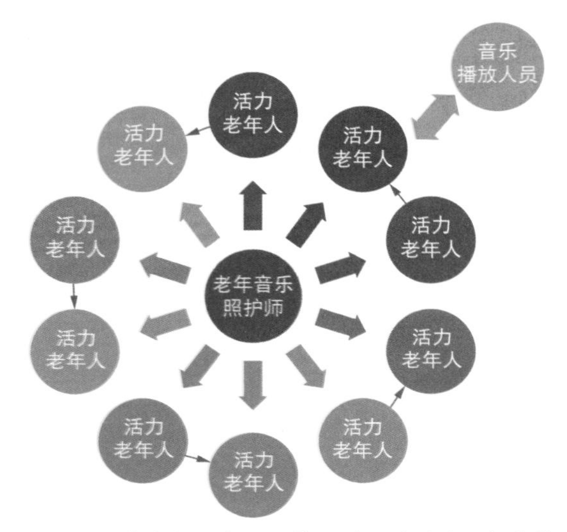

图 4.33　活力老年人音乐照护活动团队的分工与合作图

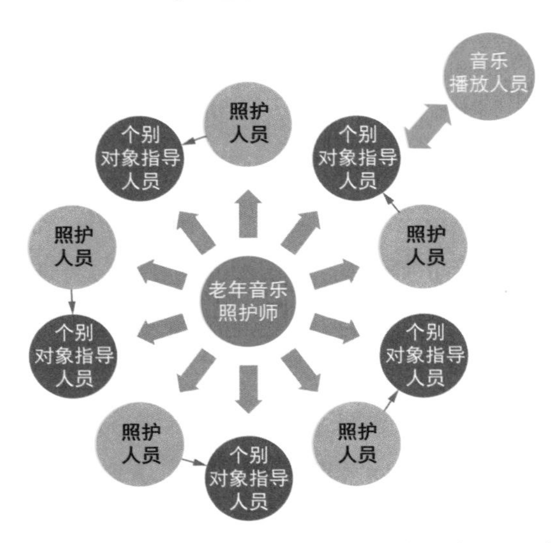

图 4.34　不能自理或卧床老年人音乐照护活动团队的分工与合作图

二、现场队列安排

音乐照护活动队形大多采用圆形队形，因为圆形代表着一个完美的符号，这个符号是宇宙最基本的符号。

音乐照护中，互动和引导是核心。每次活动，活动参加者以圆形排列为一圈，站在中间的音乐照护师就像圆的中心点一样，是圆的核心，也是团队的向心。音乐照护师在活动带动中起着极其重要的作用，他合着音乐在圆形中走动，每一步都是一个音符，每一个视线都是对于被照护者的关心，每一个手势都是对于参与者的指引，每一个动作都是与被照护者的非语言交流。

地球有磁场分南极北极，音乐照护的队形也具有“磁场”。在音乐照护活动现场，音乐照护师需要用自己的个人魅力、充实的理论知识、娴熟的音乐照护技术以及充满爱的心把参加者的能量引导出来，聚集成一股积极向上的力量。

圆的每一个弧线代表着其他弧线的走向，音乐照护中的每个人就像每个弧线一样，顺着弧度走向健康、走向欢乐。音乐照护中的每个人也都具有自己的磁场，在音乐活动中，每个人的状态都会影响到周边的人。就像你打了个哈欠，旁边的人也陆续跟着哈欠连天一个道理，在音乐照护活动中，坐在你旁边的人很快乐、很积极地在跟着音乐照护师活动，这种快乐也自然会影响身体不舒服、心情不好、肢体疼痛的人，让这些人忘却身体困顿、抑郁心情、肢体疾患，互相之间形成一股正向积极的力量。

在音乐照护活动中，每个人都是平等的，就像圆心离圆不管什么方向都是等距的，能量都是平衡的。音乐照护的队形是圆的，人心向圆，即使身心有障碍，参与到平和有力的音乐照护圆形中，都会感觉到温暖与爱。

在场地不允许的环境下，也会采用半圆和 U 形的队形，但是万变不离其宗，它的作用还是与上述相同。

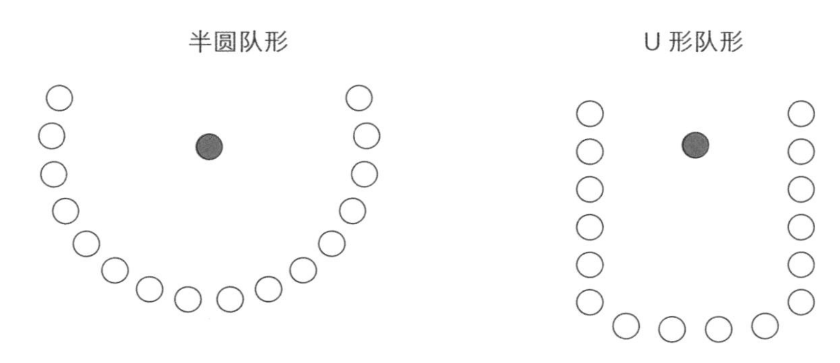

图 4.35　半圆队形和 U 形队形图

第七节　老年音乐照护活动评估

一、观察法

老年音乐照护主要的评估方法是观察法。例如，可以选用音乐照护曲目中的《你好》曲目对老年人的身体状态、情绪及有无异常行为进行评估，评估老年人四肢活动能力有无受限，情绪是否稳定，有无异常行为。

示例曲目：《你好》，缓慢轻松的评估曲目

操作示范：

老年音乐照护师："爷爷奶奶好，我们先感受一下这首曲子的节奏，试着跟着音乐做一下伸展动作，如果您觉得有哪里不舒服的话和我说，好吗？这首乐曲的名称是《你好》，准备！"

关键动作的姿势：音乐照护师保持站姿，双脚分开与肩同宽，身体微微前倾（展示友善并易于接近的姿态），双手置于双眼两侧，慢慢往前延伸，双手像拿了一个气球一样，肩部放松勿耸肩，面带微笑。

合着音乐说清楚指令，如双手搓手心、手指交叉搓、手心向前慢慢抬起约 45 度、双手向前慢慢抬起与肩膀平行、双手向前慢慢抬起达到最高处等动作，随着音乐的节拍边说边做动作。

这首评估曲目可以评估参与者的身体活动度，观察老人们的精神状态。同时，在轻松的氛围中使老人们放松身体，提高互动率，增进感情。

带动时，音乐照护师应和着曲子走到每个老年人面前用眼神或轻声跟老年人们说“你好”。过程中老年人可以按照自己舒服的状态去做动作，不用一定按照我们的标准动作。

乐曲结束后做鼓掌的动作，表示这首曲目已经完成，表扬大家都做得很好，同时鼓励大家再进行下一首曲目。

二、常用评估表

（一）为活力老年人开展音乐照护活动常用评估表

1. 安全性评估：老年人健康档案、简易精神状态检查表、Morse 跌倒评估量表。

2. 环境评估：物理及社会环境评估表。

3. 活动强度评估：活动强度评估及自评表。

4. 有效性评估。

初评：日常生活活动能力、心理状态、社会参与、生命质量评估表。

末评：日常生活活动能力、精神状态、心理状态、感知觉与沟通能力、社会参与、生命质量、主观感受评估表。

（二）为半自理老年人开展音乐照护活动常用评估表

1. 安全性评估：老年人健康评估表、Morse 跌倒评估、简易精神状态检查表、物理环境及社会环境评估表。

2. 环境评估：物理环境及社会环境评估表。

3. 活动强度评估：活动强度评估及自评表。

4. 有效性评估。

初评：上下肢功能、身体平衡功能、言语功能、认知参与、睡眠质量、心理状态、心肺功能、日常生活活动能力评估表。

末评：在初评的基础上增加了老年人主观评价表。

（三）为不能自理或卧床老年人开展音乐照护活动常用评估表

1. 安全性评估：老年人日常生活活动能力综合性评估量表、老年临床评定量表、住院患者跌倒（坠床）风险评估表、常用运动系统查体评分表。

2. 环境评估：家庭功能评估量表（APGAR）、社会关系评估量表（LSNS）、居家环境专业评估表。

3. 活动强度评估：自感劳累量表（RPE）。

4. 有效性评估：老年人听力评估表、老年人视力评估表、视觉功能评估表、Rosenberg 自尊量表、Avillo 情绪和情感形容词量表、简版老年抑郁量表（GDS-15）、UCLA 孤独感自评量表、画钟试验表、简易认知评估工具表、功能疼痛量表。

三、效果评价

通过安全性评估，可了解老年人的身体基本情况及跌倒风险，并为开展音乐照护活动的相关内容做好准备，老年人也可以对自身是否能够参与音乐照护活动有一定的认知。

通过环境评估，可了解活动现场的物理环境有无安全隐患，也可了解老年人有无宗教信仰，为开展音乐照护活动内容做好准备。

通过活动强度评估，可了解老年人的身体状况是否可以负荷音乐照护活动的强度。

通过有效性评估的初评和末评的对比，可明确开展音乐照护活动对老年人身心情况的健康促进作用。

本章小结

本章节是老年音乐照护的核心，也是音乐照护的基础。音乐照护是一项实操性很强的融合性技术，需要把理论与技术融会贯通，熟记于心，用身体记住各项操作要领与技巧，才能开展一场让老年人喜欢、愿意主动参与的活动。

第五章　老年音乐照护活动设计

老年音乐照护活动设计是对老年音乐活动组织行为的一种预先筹划，是对老年音乐照护活动过程和资源等一系列外部事件进行精心设计和安排的过程，包括对老年音乐活动目标的设定、内容的分析、活动过程的安排和调整、活动评估等。因此，它是一项系统性的工作，是遵循老年人活动规律，按照科学、合理的流程编排老年人活动内容，以保证老年人活动目标的实现。

第一节　音乐照护活动的计划制定

一、制定音乐照护活动计划的原因

（一）音乐照护活动计划为活动开展提供指导

音乐照护活动是根据科学的依据设计并实施的，提前制定活动计划，可以为实际开展活动起到指导作用，保证音乐照护活动的环节和流程顺利进行。

（二）音乐照护活动计划可以促使活动目标的达成

音乐照护活动的最终目的是使参与活动的老年人通过音乐的带动、身心的活动达到愉悦身心、保持健康的效果。提前制定活动计划可以促使老年人有计划、有周期地完成音乐活动，达到身心健康的目的。

（三）音乐照护活动计划减少可变因素的影响

在实际活动中，由于天气、场地、人员、参与活动的老年人等情况均不相同，容易出现可变因素。制定活动计划可以提前对可能出现的问题及状况做好风险防范和预案安排，有助于减少可变因素的影响。

二、老年音乐照护活动计划制定的原则

音乐照护活动计划的制定是针对养老机构或社区中的老年人开展音乐照护活动的重要依据，需要结合养老机构、社区、居家的整体服务安排，只有在活动前期制定好科学、合理、可行的音乐照护活动计划，才能保证音乐照护活动顺利进行并取得成功。在制定活动计划中要遵循以下几项原则：

（一）科学性原则

音乐照护是利用音乐的特性，为老年人开展照护活动，既要让老年人感受到身心的愉悦，也要让老年人从中收获身心的健康，因此，音乐照护的活动设计必须具有科学的依据。虽然音乐照护活动可以被理解为一门艺术，但也必须在科学理论的指导下，遵循科学的程序，运用科学思维方法来进行。

（二）系统性原则

坚持系统原则，就是把音乐照护活动作为一个整体来看待，而不是割裂的部分；坚持系统原则，就是把老年人作为一个全面考虑的团体来看待，而不是仅关注部分个体。音乐照护活动强调整体性、团体性、效益性，对音乐照护活动中涉及的各个环节做好统筹安排。

（三）可行性原则

音乐照护活动是针对老年人开展的实践活动，因此，音乐照护活动计划只有具备可行性才具有价值，否则就只是纸上谈兵。可行性原则就是要从实际情况出发，考虑服务对象的年龄、性别、体能、智能等方面的特点，选择切实可行的活动，内容及曲目的选择必须具有吸引力和趣味性，不脱离实际，要具有可操作性。

（四）参与性原则

音乐照护活动是针对所有老年人的，不具有排他性，只要老年人有参与的意愿，均可投入其中。因此，音乐照护活动应鼓励老年人积极参与，使老年人能有

参与感，并享受活动成果，从中感受自身的价值和重要性。这也是音乐照护活动十分注重的价值原则。

（五）以老年人为中心原则

老年音乐照护活动的主体是老年人，在活动计划中，要时刻坚持以老年人为中心的原则。鼓励老年人积极参与音乐照护活动，但对于有畏难情绪或特殊困难的老年人不应强求。活动计划要从老年人的角度出发，充分考虑老年人整体的身体机能、活动水平等因素，不能为计划而计划，想当然地设计老年人无法完成的项目。在乐曲的选择上，要站在老年人的角度，选择老年人耳熟能详或具有愉悦安神效果的乐曲。在乐器的选择上，也要充分尊重老年人自身的选择，不作过多干涉。

（六）循序渐进原则

音乐照护活动的设计要坚持循序渐进的原则：一是在活动开展次数上，不得过于集中，应该张弛有度；二是在活动设计中，不得过于急切，要从简单的评估曲目开始，逐步加强难度，避免老年人有畏难情绪而抵触。

三、老年音乐照护活动目标的设定

老年音乐照护活动的目标，是指通过老年音乐照护活动所要达到的预期目的。老年音乐照护活动的目标作为音乐照护实践活动的第一要素，规定了老年音乐照护活动的方向，指导和支配着整个活动过程，也是老年音乐照护活动评价的重要依据。

由于音乐照护师对老年人的社会适应、社会需求及老年音乐照护活动的不同理解，在老年音乐照护计划制定中就体现出不同的价值观，从而表现出不同的目标取向。概括来讲，老年音乐照护活动的目标取向主要有行为目标、生成性目标和表现性目标。

（一）行为目标

行为目标是老年人可观察和可测量的行为陈述的目标。比如，在名为“我很快乐”的老年音乐照护交流活动中，把活动目标设计为“老年人说出自己在音乐照护活动中最开心的三件事”，这就具体表明了老年人在音乐照护活动中将要做什么和期望的结果。这样的目标表述就比把活动目标设计为“让老年人感受到快乐”更有利于实施。

（二）生成性目标

生成性目标是在老年音乐照护活动过程中生成的目标，强调老年人参与音乐照护活动的过程，是老年人和音乐照护师与活动情境交互作用过程中产生的目标。如提出“满足老年人的达成感，保持思维的主动性”“让老年人积极与他人交流，与人合作”等都是生成性目标的体现。与行为目标的具体明确相比，生成性目标具有一定的模糊性和不确定性，这对音乐照护师的专业素质和能力提出了较高的要求。

（三）表现性目标

表现性目标强调的是个性化，指向的是激发老年人的积极性。所以，表现性目标并不预先规定老年人的行为变化，而注重每一个老年人在与环境的交互作用中所具有的个性化的表现，这对老年人个性的充分展示很有益处。在老年音乐照护活动中，如果从表现性目标的角度设计，音乐照护师关注的就不是“老年人掌握音乐照护技巧的过程”，而是“老年人讨论音乐照护过程中的有趣之事”或“老年人表达对音乐照护的偏好”等。因而，表现性目标对音乐照护师的专业素质和能力的要求也比较高。

总之，在老年音乐照护活动计划制定中，将行为目标取向、生成性目标取向、表现性目标取向相结合，体现了老年人的主体价值。音乐照护师应全面辩证地看待行为目标、生成性目标和表现性目标的关系，根据老年人身心特点和社会发展的需要，科学合理地设计老年音乐照护活动目标。

四、音乐照护活动计划制定的流程

（一）征求老年人的同意

音乐照护活动是以老年人为主体的活动，在制定计划的时候也要充分考虑老年人的意愿，征询老年人的同意。

（二）评估老年人情况

评估老年人参与活动的意愿和身体活动情况，根据身体活动能力的不同选择合适的曲目和开展方式。

（三）收集老年人意见

通过与老年人交流，确定时间、场地、人数、曲目、乐器等信息，充分了解老年人的偏好，为老年人制定个性化的音乐照护计划。

（四）确定活动过程中可能出现的突发情况

音乐照护活动计划受天气、场地等条件制约，可能出现一些可变因素。在制定音乐照护计划时应充分考虑可能出现的突发状况，并制定预案。

（五）将音乐照护活动计划形成文字

将沟通内容整理记录，并制定音乐照护活动计划。

（六）征得工作人员同意

将音乐照护活动计划交由社区日间照料中心或养老机构工作人员审阅，征求其同意后方可开展。

第二节　音乐照护活动的方案设计

一、音乐照护活动策划方案的含义

音乐照护活动策划方案是针对音乐照护活动设计的活动策划方案，具有一定的针对性，其目的是使音乐照护活动顺利开展。把策划过程用文字的形式完整地记录下来就是音乐照护活动策划方案。

音乐照护活动策划方案的写法和格式较为灵活，没有固定的写作模式，其基本结构和基本要求可以参考“音乐照护活动策划方案范例”。

二、音乐照护活动策划方案的重要性

活动是由共同目的联合起来并完成一定社会职能的动作的总和。每一场活动都有其目的和动机，音乐照护活动是利用音乐的特性，使老年人在活动中活跃身心，锻炼身体机能。音乐活动策划方案还需要制定活动预期，最大限度地吸引

老年人参加，竭尽所能地完成活动的各种目标，并传达出活动背后所蕴含的深远意义。

三、音乐照护活动策划方案的撰写步骤

1. 撰写音乐照护策划方案大纲。
2. 列出策划方案各部分内容。
3. 检查各部分内容是否平衡、完善。
4. 调整后确定各部分内容分配。
5. 撰写第一稿音乐照护活动策划方案。
6. 修改并确认最终策划方案。
7. 制作音乐照护活动策划方案封面。

四、音乐照护活动策划方案的写作结构和要求

（一）标题

音乐照护活动策划方案的标题应简明扼要、清晰易懂。一般来说，标题通常由基本部分（活动性质和类型）和限定部分（人员、时间、地点、规模等）两部分组成。如“2022 年幸福里养老机构老年音乐照护活动”，基本部分是“音乐照护活动”，补充部分是“2022 年、幸福里养老机构、老年”。

（二）封面

封面中应注明以下几点：

1. 要有本次音乐照护活动的全称，写明策划的是什么活动。
2. 需写明音乐照护师的姓名、隶属的单位、职位等。
3. 需写明音乐照护活动策划方案完成的日期。

（三）活动背景及目的

活动背景及目的主要说明此次音乐照护活动的特性、老年人对该项活动的需求程度、最终期望达到什么样的目的等。表述上要层次清晰、文笔生动。

（四）理论依据

理论依据主要说明此次音乐照护活动策划方案的理论来源，解释音乐照护活

动安排的理论原因。

（五）活动时间

主要说明活动开始、结束的时间，应包含日期、开始时间、结束时间。

（六）活动地点

主要说明音乐照护活动的举办地点，一般在室内进行，如有特殊需要，也可以在户外开展，但要充分保障老年人的安全。

（七）组织结构及任务分工

此次音乐照护活动实施的工作组织的结构构成、人员组成与分工。

（八）主体活动策划

此次音乐照护活动的操作流程。

（九）活动所需物品及场地

主要说明何时何地需要何种环境布置及物品的细致安排。

（十）活动策划进度表

音乐照护活动策划进度表包括整个活动从策划到实施的全过程，何时完成何事要在进度表上标出。时间安排上要留有余地，具体安排要具有可操作性。

（十一）资金预算及来源

说明老年音乐照护活动中涉及的资金来源及保障。明确各项经费收支，把各种费用控制在最小规模上，以获得最优的效益。

（十二）应急预案

此部分主要对可能遇到的突发状况做好预先考虑，要有明确的规避风险的意识。

（十三）其他事项

音乐照护师需要强调的其他问题及建议。

（十四）落款

音乐照护师的姓名和文本形成的时间。

（十五）附件

附件主要说明音乐照护活动开展过程中需要使用的动作明细及乐器明细。

五、音乐照护活动策划方案范例

爱老之家音乐照护活动策划方案

【活动背景】

随着人口老龄化程度的不断加深，人们对于如何养老的理解也越来越深刻，“健康老龄化”应运而生。它是指老年人的健康并不仅仅是身体上的健康，还包括心理上的健康和社会交往中的健康。因此，在对老年人的照护中，除了生活照料、医护服务外，生活娱乐、精神慰藉也应该是我们关注的重点。

爱老之家是位于上海的一家社区日间照料中心，老年人在这里可以享受到健康评估、心理咨询、医疗保健、娱乐活动等服务。日常在这里活动的老年人大多是周围社区的老年人，身体情况良好、闲暇时间充足、经济状况较好，有社交和活动的需求，希望能多参加一些活动娱乐身心，结交朋友、拓展人际关系。

【理论依据（音乐照护活动理论）】

音乐照护是运用音乐的特性，由专业人士带动，配合特定设计的身体康复以及促进言语训练的动作，从而达到改善身体机能、安定情绪、愉悦心情的效果。坚持实务与理论相辅相成，坚信不分对象、地点、时间都能以音乐为引导的音乐照护，尤其注重心与心的沟通，强调活动中以引导成员间整体互动为重点，激活其本身具有的生命力，增强人与人之间的关系，安定被照护者的情绪，达到积极照护的目的。

音乐照护被广泛用于团体及个人照护中，并在社区活动中起到关爱社区及居家长者的关键作用。参与音乐照护，掌握音乐照护的规定曲目，包括古典乐、流行音乐、自创曲目等，可以带给参与活动者个人层次的身心成长，同时是一种相当良好的身体活化媒介与心灵成长催化剂。

1953 年凯文等人提出活动理论，该理论认为老年人的生活满足感与活动有着积极联系。成功适应老年生活的人能够保持活力，不会被社会淘汰。该理论主张老年人应积极参与活动。作为音乐照护师，不但要在态度和价值取向上鼓励老年人积极参与他们力所能及的一切社会活动，更要为老年人的社会参与提供更多的机会和条件。

【活动目的】

本次活动是爱老之家音乐照护活动的第一次活动，主要目的有：

1. 促进老年人进一步了解音乐照护活动。

2. 使老年人在音乐照护活动中感受到趣味。

3. 通过音乐照护活动增进老年人的互动和交流。

【活动时间】

×××× 年 ×× 月 ×× 日（星期 ×）15:00—15:40

【活动场地】

社区日间照料中心的爱老之家室内活动室

【参与人员】

社区爱老之家日间照料中心的老年人，共计 30 人

【活动流程】

时间	内　容	负责人	具　体　流　程
13:30	查看活动场地		1. 活动场地应该平坦开阔、宽敞明亮、干净卫生，保证参与活动的老年人能自如地加入进来 2. 活动场地应提供必要的座椅，避免老年人因久站产生身体不适 3. 注意仔细查看场地死角，避免安全隐患
14:00	检查活动器材		1. 音乐照护师根据活动参与人数及前期音乐照护活动计划准备合适的乐器，例如，乐器要种类齐全、颜色丰富，力争满足所有老年人的需要 2. 将乐器摆放至适当的位置 3. 检查音乐照护活动需要使用的电脑、音响等设备是否正常
14:30	邀请老年人		1. 准备就绪后，音乐照护师向老年人发出邀请，邀请有意愿的老年人共同参与 2. 对于部分内向腼腆的老年人，音乐照护师要主动与老年人沟通，询问意愿，并鼓励老年人勇于尝试 3. 对于暂时不想加入的老年人，音乐照护师不可过分强求，充分尊重老年人的自决权
14:50	组织老年人就位		1. 音乐照护师组织老年人入场，并选择喜欢的位置就座 2. 音乐照护师组织老年人选择自己喜欢的乐器种类及颜色，并耐心解释该乐器的使用方法

续表

时间	内　容	负责人	具　体　流　程
15:00	开场		1. 所有老年人就位后，音乐照护师宣布活动正式开始 2. 进行活动开场，对老年人的到来表示欢迎，通过开场吸引老年人的注意力，调动老年人的积极性
15:10	评估曲目		1. 音乐照护师指导老年人开展评估时可选用《你好》《手指歌》《在一起》等曲目 2. 评估曲目可根据当天活动现场情况及参与老年人情况进行及时调整和更换
15:15	热场曲目		1. 音乐照护师指导老年人开展热场曲目，例如《你笑起来真好看》《月光下的凤尾竹》《柠檬树》等 2. 热场曲目可根据当天活动现场情况及参与老年人情况进行及时调整和更换
15:20	活力曲目		1. 音乐照护师指导老年人开展活力曲目，例如《快乐老家》《义勇军进行曲》《打靶归来》等 2. 活力曲目可根据当天活动现场情况及参与老年人情况进行及时调整和更换
15:30	放松曲目		1. 音乐照护师指导老年人开展放松曲目，例如《泉水叮咚》《让我们荡起双桨》《茉莉花》等 2. 放松曲目可根据当天活动现场情况及参与老年人情况进行及时调整和更换
15:35	结束语		1. 音乐照护师对本次活动进行总结，充分表扬老年人的活动表现，并鼓励老年人下次继续参加 2. 感谢老年人的参与，与老年人道别
15:40	结束，整理器材及活动现场		1. 收纳整理音乐照护活动器材，以便下次使用 2. 协助日间照料中心工作人员进行场地的整理和清扫

【活动所需物品】

内　容	数　量	单　位	负责人
电脑	1	台	
音响	1	套	
曲目 CD	1	套	
话筒	1	个	
座椅	30	张	

续表

内　容	数　量	单　位	负责人
手摇铃	30	个	
响板	30	个	
木槌	30	对	
气球伞	1	套	

【活动注意事项】

本次活动参与人员主要为身体健康状况良好的老年人，在活动中应注意以下情况：

1. 提前准备电脑、音响、话筒等设备，并保障电量充足，准备备用电池及充电设备，避免因电量问题使活动中断。

2. 活动前应提醒老年人着适合运动、宽松舒适的衣物，避免裙装，着防滑鞋，避免跌倒。

3. 活动前乐器的准备应充足、完善，保证每位老年人都能选择到自己喜欢的乐器及颜色，避免因为乐器选择产生不快情绪。

4. 活动中老年人应保持适当距离，避免因距离过近引起跌倒。

5. 活动中曲目的安排应该循序渐进，从简单的评估曲目开始，逐步增加难度，避免老年人产生畏难情绪。

6. 本次活动有30位老年人参加，为保障教学效果及老年人安全，活动现场除音乐康体指导师外，另外安排一名活动助理，负责活动现场的监控并协助教学。

7. 若在活动中，老年人出现不适，应立即停止活动，查看老年人情况，并及时告知日间照料中心或养老机构的工作人员，如有需要及时就医。

撰写人：×××

时间：××××年××月××日

第三节　老年音乐照护活动的现场管理

一、老年音乐照护活动时间管理

（一）老年音乐照护活动持续时间估算

老年音乐照护活动持续时间是根据现有条件估算出完成音乐照护活动所需要的时间。活动时间估计是活动进度中非常重要的工作，直接关系到各项任务起止时间的确定，关系到整个活动的完成时间。音乐照护活动持续时间估算的方法主要运用类比法，又称经验比较法，由音乐照护师或者是具有丰富活动组织经验的人员来估算完成，根据以前类似的实际活动时间来推测大致时间，是一种非常有效的方法。时间掌握不准确，会直接影响老年人休息或者进餐，是活动进程把控和现场管理的关键。时间选择最好在白天，不要影响老年人晚上休息。

（二）老年音乐照护活动进度安排

音乐照护活动进度计划是在确定音乐照护活动目标时间的基础上，根据相应完成的活动量，对各环节的起止时间、环节衔接、人员安排和物资供应所进行的具体策划和统筹安排。为了有效控制老年音乐照护活动的进度，必须在进度计划实施之前对影响活动进度的因素进行分析，主要有以下五个方面：

1. 资金的影响。如果活动涉及费用，要提前申请活动资金，保证活动预付款项。资金的周转会影响活动进度，音乐照护师要根据资金的供应情况合理安排进度。

2. 物资供应的影响。老年音乐照护活动过程中需要的活动道具、设施设备、耗材以及茶点等，要能按时送达并且符合质量要求。

3. 情况变更的影响。在活动过程当中出现变更情况是不可避免的，比如老年人临时改变想法或者出现意外情况等。音乐照护师要加强审查，严格控制随意变更。

4. 各种风险因素的影响。包括政治政策、经济形势、技术、自然、安全、临时突发情况等各种不可预见的因素。

5. 管理水平的影响。现场情况千变万化，如果管理过程当中计划不周、管理不当、解决问题不及时等，都会影响活动进度。

由于以上各种因素的影响，音乐照护活动进度计划在执行过程当中难免出现偏差，一旦发生偏差就要及时分析原因，采取必要的纠偏措施或者调整原进度计划，这种调整过程也是一种动态控制的过程。

（三）音乐照护活动举办及持续时间

1. 活动举办时间。对于大多数老年人而言，因为没有固定的上下班时间限制，所以活动时间相对比较宽裕，但是老年人有自己的生活安排和日常作息时间，因此活动安排尽量不打扰老年人的常规生活。

2. 应避开的事项。为了保证活动效果，要避开恶劣天气，如严寒酷暑、冰天雪地、狂风暴雨、雾霾等，同时还要避开上下班高峰期，节省老年人来回赶路时间。

3. 活动持续时间。音乐照护活动持续时间不宜过长，一般活动持续时间不超过一个小时，活动过程中也可适当安排休息，避免让老年人感到劳累。

4. 活动中的提醒事项。对于老年人群体，在活动中需要给他们留出上厕所和短暂休息的时间。在活动开始前，要了解老年人是否需要固定时间吃药，若有，工作人员需要按时提醒老年人。每次活动结束后需要强调下次的活动时间，并且在下次活动之前再次提醒活动时间。

二、音乐照护活动场地管理

（一）场地类型的选择

1. 室内场地。老年音乐照护活动可选择在固定的建筑物内举行，如活动中心、社区日间照料中心、养老机构活动室等。这些场地往往是多功能的，经过装饰和调整，适合音乐照护。

2. 临时搭建的凉棚式场地。凉棚式的场地指的是临时搭建的用来举办活动的暂时性场地。往往选择在没有建筑设施阻挡、有一定范围的草坪广场，或者其他平台上的开阔地。

3. 露天场地。有些活动由于有流动性，不需要顶棚，可以选择在露天场所举行。

（二）选择场地应考虑的主要因素

1. 场地的大小。场地一般选择可以容纳 50 人以上。

2. 场地条件和音乐照护活动要适合。要考虑场地地面是否平整，电脑、音响投影仪等是否有电源，是不是有合适的墙壁幕布等。

3. 场地的区位因素。交通是否便利，是否方便老年人到达。

4. 设施设备要求。场地设施设备齐全，出入口要确保老年人能畅通无阻地出入，疏散通道、急救车辆的通行区不能阻塞。要考虑活动场地的照明强度、温度湿度、场地尺寸、休息区等是否符合要求。要考虑是否有电梯，是否有无障碍设备，是否有卫生间等。

三、音乐照护活动人员管理

随着音乐照护的不断推广和发展，对音乐照护师的素质要求越来越高。一方面，人员要经过专门音乐照护训练和培训或者接受过专业系统教育的人员，才能适应新观念运用，了解老年人身体情况、心理情况以及老年群体差异性的变化；另一方面，音乐照护师和活动组织者要学习活动手册、音乐照护基本原理、照护活动规范要求等，进行专业培训，保证工作人员的操作能力、活动带领能力。对组织者、实施者、相关利益者进行培训和合理分工，将科学管理和人性化管理结合，使其不断进步，长期保持进取的活力。

1. 确定标准。没有标准就没有衡量评估实际绩效的根据。标准就像靶子一样，可以作为比较过去、当前和将来行为的准则。正常情况下，只要制定了具有弹性的相对完整的制度，任何人事问题的处理结果都会趋于一致和稳定。

2. 科学管理。老年音乐照护活动的推行在人员管理上必须运用相关的科学知识及方法进行管理。科学的管理方法是确保活动达到目标的重要条件。

3. 尊重人才。一次老年音乐照护活动带动的成败，既不在于得天独厚的政策条件，也不在于雄厚的资金，而在于对全体组织者及人力资源的有效应用，掌握正确处理人际关系的原则是赢得人才并有效运用的关键。其中，人格尊严、个别差异、相互作用和激励是最重要的因素。

4. 人尽其才。世上少有无才之人，只有用才不当的混乱管理。常言道：“金无足赤，人无完人”。用人不能求全责备，而要用其所长。因而，人尽其才是老年音乐照护人员管理中必须遵循的一条重要原则。

四、音乐照护活动危机管理

老年音乐照护活动组织过程中可能发生的火灾、暴风雨、设备故障、老年人突发疾病等突发性、不确定性、紧迫性事件，都可以成为危机性事件。

在音乐照护活动中出现活动危机的防范措施包括：

1. 制定安全计划。做好安全教育，预防为先，做好危机管理，其目的在于避免或者最大限度地减少危机对个人、本次活动和贵重物品造成的损失。人员安全排第一位。

2. 选择安全场地。一旦确定了举办音乐照护活动的区域，就应该立即着手深入、全面地调查这个区域的安全状况，包括考察建筑物、室内场地、户外场地、院区和健康安全性。

（1）建筑物安全性。建筑物必须坚固安全，建材必须经久耐用，以达到防风、防震、防火的功能。

（2）室内场地安全性。音乐照护师要经常检查活动室的物质环境，如设备、柜子等有无会伤害老年人的锐角和突起；出入门的门面是否光滑、无棱角；出入的通道和洗手间应为防滑地面。

（3）户外场地安全性。户外音乐照护活动应选择适合安全的场地，老人活动时应有专人监督，活动器材应定期检查和维护，户外活动场地的地面应能防止老人跌倒与擦伤。

（4）院区安全性。所用设备应固定在地上或具有较好的稳定性，以免翻倒；室外的插座及电线设备应设置在一般人够不到的地方；楼梯的两边应设老人扶手，楼梯每阶高度不宜过高，以老人的踏步高度为准；在安全疏散和经常出入的通道上，不应设台阶。

（5）健康安全性。一是保证老年人生理的健康。音乐照护活动场地的材料是安全的，不应该有过于艳丽或者暗淡的颜色、刺鼻的气味、尖锐的角、物体掉落的危险、过量的铅和甲醛等有害物质。二是适于老年人的心理健康。音乐照护活动的环境创设要轻松愉快，能为老年人带来安全感、舒适感、放松感。

3. 制定危机应变方案。活动危机形式是多种多样的，都会对音乐照护活动构成威胁。因此在活动之前要制定危机应变方案，确保危机来临之时能有准备地应对。危机应变方案的制定是以一系列决定为基础的，这些决定旨在避免或最大限度地减少危机造成的损失。要高度重视各种安全和危机的防范和预警。当发生危机和不确定情况时，要临危不乱，快速做出反应，尽早处理，加强行动力和执行力。

本章小结

老年音乐照护活动设计是开展音乐照护活动的基础，也是音乐照护活动顺利进行的重要保障，它可以为活动开展提供指导、促使活动目标的达成、减少可变因素的影响。在制定音乐照护活动计划时要遵循科学性原则、系统性原则、可行性原则、参与性原则、以老年人为中心原则以及循序渐进原则，同时设定正确、合适的活动目标。在音乐照护活动计划制定及现场管理中要重点注意时间管理、场地管理、人员管理和危机管理。

第六章　老年群体音乐照护活动实施操作

老年音乐照护适用于健康、失能、失智老人的照护，运用音乐的介入，在家庭、社区日间照料中心、养老机构等场所透过多种不同乐器，利用音乐的特性带给老年人身心上的刺激，激活老人原有的生命力，增强人与人之间的关系，安定情绪，最为重要的是能促进运动感觉和认知方面的改善，使老人的身心和生活上有更好的改变，达到尊严式照护的目的。

老年人由于身体机能的退化和社会角色的改变，常常出现各种心理问题，例如失落、忧郁、孤独、多疑、烦躁易怒、固执、刻板、保守等，甚至产生性格变异、自我封闭意识增强等。而音乐照护活动可以很好地增强老年人的心理韧性，提高老年人面对挫折和压力的应对能力。在老年音乐照护活动中，与其他老年人互动和交流可以帮助他们保持心情愉快、精神振奋，可以很好地调节其脉搏、呼吸，调节内分泌及新陈代谢，使之处于正常及平稳状态，从而形成一种良性循环，对身体、心理的健康起到积极的作用。

第一节　居家音乐照护活动实施

一、居家照护的含义

居家照护服务，是指以家庭为核心、以社区为依托、以专业化服务为依靠，为居住在家的老年人提供以解决日常生活困难为主要内容的社会化服务。服务内容包括生活照料与医疗服务以及精神关爱服务。主要形式有两种：一是由经过专业培训的服务人员上门为老年人开展照护服务；二是在社区创办老年人日间服务中心，为老年人提供日托服务。

二、居家照护的服务对象

居家照护的服务对象以自理老年人及半自理老年人为主。相对而言，居家照护服务的老年人普遍身体情况略好，一般体力、精力较为充沛，可以自主活动或在他人协助下开展合适的活动。

三、居家音乐照护活动实施的原则

1. 系统原则。居家音乐照护活动强调老年人活动的整体性、全局性、效益性，对居家音乐照护活动的各个环节做好统筹安排，确定最优目标。

2. 可行性原则。要从实际出发，考虑老年人的年龄、性别、家庭、身体情况、性格等方面的特点，进行内容和曲目选择，要有前瞻性和可操作。

3. 资源原则。尽量利用老年人家庭中现有的设备和资源，尤其是老年人生活中常见的物品，例如毛巾、筷子、拐杖等，有效合理地利用资源，同时要考虑到老年人的兴趣和需要，尤其要特别照顾到特殊活动对象的情况。

4. 针对性原则。要符合老年人的心理、生理特点，符合老年人的需求，安排活动节奏尽量舒缓一些。

5. 参与性原则。活动要让老年人有整体参与的感觉，使他们感觉到本身的价值和重要性，同时要带动老年人家属也参与其中，共同享受家庭的音乐照护时光，也促进家属与老年人的互动、交流和彼此陪伴。

四、居家音乐照护活动实施的注意事项

（一）选对曲目

居家音乐照护活动是针对某个家庭中的老年人开展的个性化服务，因此在曲目的选择上不能过于盲目，要具有针对性，根据老年人的身体状况和心理特点选

择曲目。有条件的家庭，可以提前测量一下血压和脉搏，即使是血压处于正常范围，也要避免长时间或难度较大的音乐照护活动。一般应从简单动作做起，不要急于求成。

（二）选好地点

居家音乐照护活动是在老年人家庭中开展的上门服务活动，因此活动地点在老年人的家中。应选择宽敞、地面平整、防滑无积水的空间开展活动。若地面不平整或杂物太多，容易导致老年人在活动过程中的跌倒碰伤；若地面过于坚硬，也可能给关节带来一定损伤。视野开阔、空间宽敞的客厅或独立的活动室是较为理想的选择，有条件的家庭可以在活动场地铺设橡胶地垫，活动场地要尽量避开风口。

（三）选对时间

居家音乐照护活动是由音乐照护师带领居家老人开展的身心愉悦的活动，熟练后，老年人自己在家也可以自行开展活动。但要注意的是，早上活动不要太早，以太阳出来后为佳，尤其是秋冬季节，须待雾退之后再开始活动；下午以四点到六点为佳；晚上则须待晚饭后半小时至一小时后活动，且要随着节气与天气的变化调整，不要过分机械。另外，睡前两小时内不要进行音乐照护活动，因为老年人上床时间通常比较早，睡前太多活动容易造成老年人难以入睡的情况，从而影响睡眠质量。

（四）活动时间

居家音乐照护活动以一小时为限，冬季应稍短些，以 30—40 分钟为宜。音乐的音量不要太大，太大的音量不仅影响他人，而且可能损伤自身的听力。

（五）活动前准备

音乐照护活动前 30 分钟不宜吃大量食物，但也不能空腹，空腹易引起低血糖，导致无力、眩晕等不适感。

（六）着装正确

老年人参与音乐照护活动时，衣裤要选择能吸汗的全棉服饰，并尽量选择宽松的衣物，以确保四肢气血流通。鞋子以鞋底柔软且合脚的气垫鞋、运动鞋为佳，不要穿皮鞋、高跟鞋、拖鞋或者鞋底太硬的休闲鞋，防止扭脚。

（七）做好热身运动

为避免因突然开始音乐照护活动而造成肌肉拉伤或关节损伤，开展音乐照护活动前最好活动一下膝关节、手关节，扭扭腰，拍拍腿。做 5—10 分钟即可，或以身体微微出汗为度。

（八）活动过程中的注意点

在参与音乐照护活动过程中，要注意动作幅度不要太大，避免突然大幅度扭颈、转腰、转髋、下腰等动作，以防跌倒，或关节、肌肉损伤。如果感到呼吸不畅，应立即休息，待身体好转后再决定是否继续参加活动。一旦出现不适感，如腿部疲劳、眩晕、心慌等，应立即停止活动。

（九）预防感冒

居家老年人普遍身体情况较好，参与音乐照护活动较为投入，在活动过程中可能会因动作幅度较大而流汗，因此在结束音乐照护活动时要及时保暖，尤其是秋冬季节，避免受凉。

（十）防止抽筋

在音乐照护活动结束后，身体条件较好的老年人最好进行一些舒缓活动来放松身体，让全身肌肉松弛下来。避免肌肉僵硬，发生抽筋。

（十一）家属参与

音乐照护活动作为一种大众化的休闲方式，适用群体较为广泛，尤其在家庭中，家属与老年人的共同参与不但能使老年人和家属都得到锻炼，也能够促进代际关系的紧密，增进彼此的沟通和陪伴，促进情感的融洽。

（十二）病期不宜参加活动

音乐照护活动与其他活动形式一样，并非所有时候都适宜开展。凡急性病患者（如急性肠胃炎、急性气管炎、急性肝炎、急性心肌炎以及感冒发烧）都不得进行活动，处于慢性病急性发作期间的老年人，也要暂停活动。血压和心脏情况不太好者，则要在活动强度以及时间上做好选择与安排，以免发生意外。

视野拓展

适合老年人看的电视节目

《梨园春》：中国河南卫视的一档以戏曲擂台赛为主的栏目，每周日播出，播出节目以豫剧为主，主要形式为观众自主报名参加擂台赛。该栏目于1994年开播，在中国大陆最早将“海选”的概念引入戏曲节目中。《梨园春》走过了20年的风雨历程，现已成为全国同类节目中的优秀品牌栏目，“梨园春”现象迅速引起了社会各界人士和戏曲界专家的普遍关注。

《养生堂》：北京电视台科教中心于2009年1月1日起推出大型日播养生栏目。节目中，国内顶级中医养生专家以浅显易懂的方式，传递最实用的养生知识。《养生堂》自开播来，收视率不断攀升，屡创新高，目前，已成为北京电视台最具影响力的养生节目。《养生堂》循四时节气，遍请名家高人开讲养生之道，荟萃茶饮药膳传授养生之术，弘扬国医国学，受到老年人的普遍欢迎。

第二节　社区音乐照护活动实施

一、什么是社区照护

社区照护是指以家庭为核心，以社区为依托，以老年人日间照料、生活护理、家政服务和精神慰藉为主要内容，以上门服务和社区日托为主要形式，并引入养老机构专业化服务方式的居家养老服务体系。社区照护的特点在于：让老人住在自己家里，在继续得到家人照顾的同时，由社区的有关服务机构和人士为老人提供上门服务或托老服务。

二、社区照护的服务对象为半自理老年人时

社区照护中的老年人多为自理老年人和半自理老年人，由于子女工作繁忙，

或家人缺乏照护能力，因此老年人会在社区的日间照料中心或嵌入式社区服务站得到较好的照料，这里重点叙述半自理老年人的音乐照护特点。

（一）半自理老年人组织音乐照护活动的目的

利用音乐的特性来带给被带动者身心上的刺激，进而增强对人的关系及情绪的安定。促进运动的感觉和智能方面的改善，使被带动者的身心和生活上有更好的改变。

（二）对半自理老年人音乐照护活动的组织原则

1. 适宜性原则。根据半自理老年人的特点和身体情况。在音乐照护活动过程当中。歌曲选择、律动动作、运动方式的动作要求，要符合老年人的心理、生理特点，符合老年人的需求，安排活动节奏尽量舒缓一些。

2. 可行性原则。要从实际出发，考虑老年人年龄、性别、家庭、智力等方面的特点。切实可行的内容和曲目的选择，要有前瞻性和吸引力，可操作。

3. 启发性原则。歌曲曲目选择和活动带领过程，能刺激老年人身体机能，激发老年人记忆的功能，提高和恢复老年人的认知水平，用交流和互动使老年人认知能力得到刺激，老年人活动能力得到加强。

4. 引导性原则。在音乐照护活动带领过程当中，注意对老年人多方面多角度地进行启发引导。使老年人能够顺利完成动作，并跟上音乐的节奏。

5. 协调性原则。音乐照护活动组织人员之间相互协调，音乐照护师和参与活动的老年人之间相互协调，活动的形式、内容、举办地点相互协调。

6. 参与性原则。活动要让老年参与者有整体参与的感觉，使他们感觉到本身的价值和重要性，活动相关的群体代表全程参与活动的策划与决策，并且充分听取意见和建议。

三、社区音乐照护活动实施基本流程

（一）明确老年音乐照护活动的目的

老年音乐照护活动的目的是锻炼身体、丰富生活、陶冶情操、消除孤独感、促进交流、增进感情、营造和谐氛围，使老年人精神愉悦、身体健康，提升晚年生活质量。

（二）确定老年音乐照护活动的内容

组织社区老年音乐照护活动要根据参与活动的老年人情况及社区情况选择合适的活动内容和曲目。在音乐照护活动中，既有既定曲目又有随机曲目，既有世界名曲又有原创曲目，一切曲目内容的选择都要依据当时当地的具体情况具体分析。例如，在为革命老兵安置社区的老年人开展音乐照护活动时，曲目的选择应以军旅歌曲、革命歌曲为主，与老年人的精神世界相契合。

（三）确定参加老年音乐照护活动的人员

老年音乐照护活动常根据老人个人意愿报名参加。有的老年人行动不便不愿参加，有的老人喜欢安静不喜热闹，有的老人乐于观看他人活动，有的老人感觉羞涩不好意思参加。首先要从尊重老人意愿出发，按照个人报名的方式，来确定参加老年音乐照护活动的老人名单，可适当鼓励，但不能过分强求。若报名老年人太多，则可以把老人分组，让他们轮流参加。

（四）提前做好老年音乐照护活动的准备工作

考虑老年人的生理需要，在开展音乐照护活动之前要询问有无需要上厕所的老年人；音乐照护活动场地要选择老年人熟悉的环境，避免陌生感使老年人排斥，同时环境应安全、宽敞、整洁，且设施设备齐全；老年人如果有身体不适要及时发现并进行处理；跟老人交流时应注意不要提及个人隐私；对腿脚不灵活的老人要特别关照，用心地去帮助他们。

（五）音乐照护活动结束及分享

音乐照护活动结束之后，音乐照护师可以通过自愿等方式让老年人分享自己参加活动的感受，如活动结束后，可以组织老人参与互动，组织大家交流参加音乐照护活动的感想，说一说收获。可以结合音乐照护活动进行延伸拓展。比如让老人分享他们喜欢的音乐，共同欣赏节奏优美、陶冶情操的世界名曲，或邀请老年人讲自己喜欢的音乐故事，谈谈记忆中最难忘的歌曲、印象最深的电影配乐等。

四、社区音乐照护活动实施要点

（一）活动现场布置

社区音乐照护活动现场可张贴与音乐照护活动有关的照片或者宣传标语等，使老年人融入活动的氛围当中；活动现场要有洗手间，供老人方便、洗手；有椅子，供老人活动累了的时候稍事休息；需要爬楼的场所，要确保有电梯，地面要防滑、平整，便于老人行走；活动场地空间大小要合适，免得老人拥挤；老人视力不好，活动现场光线强弱要适当，不能太强或太暗。音乐照护活动现场座位的摆放最好以圆形为主，这样可以让每个老人都能观察到音乐照护师的动作，也能使每个老人都能参与其中，更便于音乐照护师观察每位参与的老人。多媒体设备应安排在活动现场前方或者是视线集中处，活动现场连接的电线需妥善安排，以防止绊倒老人。

（二）活动通知

在社区音乐照护活动开展之前应该预留一段时间让音乐照护活动组织方进行宣传和老年人报名。社区内的老人可以通过社区宣传、公告栏打板、物业群发布通知或口口相传的形式通知。如有必要可以上门进行宣传。通知的时间应预留较长。

对于通知的具体内容。音乐照护活动的通知除了写明时间、地点、活动内容外，通知时也可适当描述音乐照护活动的亮点，以激发老人的好奇心，引起老人的兴趣，鼓励老人参加音乐照护活动。另外，如有需要还要写清注意事项。比如：服装如何穿最合适；可以带什么东西，不能带什么东西等。

（三）活动互动

为了让老人更好地融入音乐照护活动中，可协调安排一系列的互动环节。如热身活动、现场抽奖等，也可邀请有才艺的老年人共同表演节目（应事先与老人商量），让活动达到高潮。

（四）活动工作人员

社区音乐照护活动的开展除了需要音乐照护师带动外，更离不开优秀的工作人员，例如社会工作师、养老护理员、健康管家等。老人是弱势群体，身体机能退化、心理承受能力差、自我保护意识强，要想让音乐照护活动顺利进行，达到预期目的，工作人员就要具备丰富的经验，有高度的责任心，了解老年人的心理。否则，可能好事变坏事，一旦出现差池，后果不堪设想。

1. 较强的组织能力

组织者必须有掌控全局的能力，及时发现问题并解决问题。从时间上，组织者要避免时间过短老人没有进入状态，也要避免时间过长老人太累；从关系上，要避免老人内部发生摩擦、老人与外部人员发生摩擦，组织者自己更不能同老人发生摩擦。

2. 丰富的知识准备

对于音乐照护活动，组织者要有一定的知识准备，在带领老人开展活动的时候，能够给老人讲解要点及相关知识。增长了见识，老年人对组织者就会心悦诚服，对活动也会格外满意。

3. 强烈的爱心、极大的耐心

老人性格宛若孩童，当老人发起脾气来，如组织者没有及时处理，会使老年人的心理受到伤害。作为音乐照护活动的组织者，必须要有一定的思想准备。当老人有怨言、受委屈的时候，要先安抚老年人的情绪，然后积极解决问题。不能脾气暴躁，嫌老人多事，批评老年人。尤其是在老年人本身做得不对的情况下，也要冷静处理，摆事实、讲道理，学会哄逗，让其平复怒气，从而认识到自己的错误，大事化小、小事化了。

4. 随机应变的能力

音乐照护活动中，也许会发生意想不到的事。比如突然天气变化，活动不能按原计划进行了；有老人不慎摔倒了；老人对音乐照护活动不满意，纷纷离场了；等等。这些都需要组织人员及时处理。另外，有的老人喜欢开玩笑，组织者和其说话就可以随便些；有的老人常常一板一眼，组织者和其说话就要更加尊敬。有了这些了解，组织者就会把音乐照护活动组织得气氛活跃、轻松自然，自己也能游刃有余。

5. 了解参加音乐照护活动老人的情况

在组织老人参加音乐照护活动前，组织者应对自己所要带领的老人有充分的了解。比如，了解老人以前从事的工作、现在的爱好、身体特点、性格特征等。在音乐照护活动中，要用恰当的语言、适当的方法，尽量让每个老人都开心、精神愉快。

6. 音乐照护师应具备个性鲜明的带动风格

音乐照护师或幽默，或潇洒，或沉稳，或轻快的风格都能将老年人带到和音乐照护师共同营造的活动氛围中，人们在其中感受到了活动轻松愉悦的气息，也感受到了音乐照护师的素质魅力。

（五）时间控制

根据音乐照活动内容及老人身体状况确定音乐照护活动的时间长短，短的可以有 30 分钟，长的可以有 1 个小时。

五、社区音乐照护活动评估的分类

在社区音乐照护活动的整个过程中，都可以进行活动评估。根据活动评估的时机，将音乐照护活动评估分为以下三类：

（一）目的性活动评估

这种评估通常发生在社区音乐照护活动的策划阶段，评估的目的是确定举办该社区音乐照护活动可能需要的资源多少和继续音乐照护活动的可能性，确定是否可以实行。它建立在音乐照护活动可行性研究基础之上，是衡量音乐照护活动是否成功的基准。

（二）形成性活动评估

形成性活动评估是通过对老年人参与音乐照护活动进展情况的评估，进而影响参与过程的一种评估模式。这种评估通过了解、鉴定音乐照护活动的进展，及时地获取调节或改进音乐照护活动的依据，以提高活动的实效。

（三）总结性活动评估

总结性活动评估是指在完成社区音乐照护活动之后进行的总结评定，是对音乐照护活动目标的达成程度的测定，它通常是在音乐照护活动之后实施的一种评估。

六、社区音乐照护活动评估方法

通常采用的社区音乐照护活动评估方法有以下几种：

（一）调查法

调查法既可用来获得定量的数据，也可用来获得定性的描述。调查法主要用于那些不可能深入了解的问题，通过调查、访问、谈话、问卷等方法搜集有关资料。调查法主要有以下几种形式：

1. 问卷调查

问卷调查是调研工作中最常用的工具。为了调查音乐照护活动的成败与影响，可以专门设计印制有涉及音乐照护评估内容的各方面问题的表格，并要求被调查者以书面文字或者符号的形式作出回答，然后进行归纳、整理、分析，并得出一定结论。

2. 谈话调查

谈话调查是指评估主体通过与评估对象及其他有关人员进行面对面交谈、讨论，收集与评估有关的信息资料，并就评估对象的情况作出评估的一种方法。这种方法最大的特点在于，评估者与访问者在交谈过程中相互影响、相互作用，因此所获得的信息更全面、更直接、更真实。

（1）电话访谈

这种方法可以在短时间内调查较多对象，而且成本低，获得资料方便迅速，但由于时间限制，很难询问比较复杂的问题。这种方法可用于对活动进行定性分析。

（2）面谈

访问者可以提出较多的问题，以补充个人观察的不足，交谈可以相互启发，获取的资料往往比较真实可靠。在整个谈话过程中要保持一种轻松、和谐的气氛，并随时观察被调查者，随机应变。面谈的形式可以是有组织的座谈、专访，也可以是随机的采访，征求他们对活动的意见和评估。

（二）总结述职

社区音乐照护活动结束后，要求每个工作人员对自己在音乐照护活动过程中的工作作述职报告，不论是提交的书面材料还是日常工作的情况总结，都是音乐照护活动评估的内容。

第三节　机构音乐照护活动实施

一、什么是机构照护

机构照护是指老年人主要在养老机构中获得照护。养老服务与其他服务不同的是，养老服务是一种全人、全员、全程服务。所谓“全人”服务是指养老机构不仅要满足老人的衣、食、住、行等基本生活照料需求，而且还要满足老人医疗保健、疾病预防、护理与康复以及精神文化、心理与社会等需求。要满足入住老人上述需求，需要养老机构全体工作人员共同努力，这就是所谓的“全员”服务。绝大多数入住老人是把养老机构作为其人生最后的归宿，从老人入住那天开始，养老机构工作人员就要做好陪伴着老人走完人生最后一程的准备，这就是所谓的“全程”服务。

二、机构照护的服务对象

机构照护的服务对象以半自理老人和不能自理老人为主，这里主要叙述不能自理老人适合的活动。

不能自理老年人或卧床老年人如果不注意保持适当的活动，持续卧床 1—2 周就会对日常活动产生耐受力下降等情况。主要表现为肌力减退，平衡和柔韧能力降低，最大携氧能力降低，稍加活动就会出现乏力、气促、心悸等症状。长期卧床持续制动的老人，容易发生失用性肌肉萎缩、呼吸系统、泌尿系统并发症，严重影响老年人的健康。对于患病的老年人及其照顾者，应强调活动的重要性，使其从思想上认识活动对健康的重要意义；其次，针对不同的老年个体，选择适宜的活动方式，进行指导。其目的为最大限度降低并发症，提高老年患者的生活自理能力和改善其生存质量。

（一）偏瘫的老年患者

偏瘫老人活动的目的是消除或减轻残肢功能缺损，最大限度恢复生活自理能力。训练活动的时间开展得越早，功能恢复的效率就越高。活动的程序应遵循先大后小、先粗后细、先易后难的原则。初期可做上下肢抬举、伸展、旋转运动，后续逐渐开始一些精细动作，如握拳、持物、扣衣扣等。配合患肢做被动运动，预防老人坠床和跌倒。

（二）需要制动治疗者

制动状态容易使机体出现肌肉萎缩、肌力下降和局部褥疮，如股骨颈骨折和下肢脉管炎的老年人要求制动肢体。针对不同的制动治疗，护工或家庭照顾者应向医生了解最小的制动范围，以确定可以活动的部位及活动的方式。在不影响治疗的情况下，可采用肢体被动活动或肢体按摩的方式协助患者运动，防止肌肉萎缩，争取早日解除制动状态。

（三）体质虚弱害怕活动的老年人

结合老年人的心理特点做好心理护理。根据老年人的个体情况，制订合理、乐于接受、易于学习、容易开展的运动处方。另外，注意运动的循序渐进原则，先在床上运动，再从床边、室内运动逐渐过渡到室外运动，运动时间的长短，以老人自己感觉轻度乏力为宜。初期运动时，由专业人员现场指导，确保运动的安全性和有效性。

（四）阿尔茨海默病老人

轻度阿尔茨海默病患者，应鼓励其参加简单的劳动和社交活动，从事力所能及的脑力劳动和体力活动，选择适当的户外活动项目。外出活动时，最好有人陪伴，也可以在老人的口袋中放置写有姓名、家庭住址和电话号码的卡片，便于其走失时，及时获得他人的帮助。

中度阿尔茨海默病的患者应尽可能协助其维持日常生活的自理能力，即便是操作不规范，也要尽可能让其自己完成。对生活完全不能自理、卧床的重度阿尔茨海默病患者，应加强其翻身和肢体的被动运动，防止其压疮和其他并发症的发生。

三、机构音乐照护活动的基本流程

（一）明确活动诉求

通过交流评估、个人面谈等方式对不能自理或卧床老年人的音乐照护活动诉求进行调研，以制定符合老年人身心特点的音乐照护活动。因地制宜地制定活动内容是人性化服务的基本要求。

（二）确定活动曲目

依据调研的结果制定出适合老年人身心情况的音乐照护活动曲目清单，活动曲目应符合老年人的喜好。

（三）确定活动场所

依据音乐照护活动内容及老年人的身体状况选择合适的活动场所。一般老年人音乐照护活动可选择在养老机构、社区活动场所、室外空间等。

四、机构音乐照护活动的要点

（一）机构音乐照护活动执行要则

1. 对指导人员的要求

老年人音乐照护活动效果好不好，主要还在于有无吸引力、凝聚力，而吸引力、凝聚力的大小，主要取决于授课质量。授课质量的高低关键在于指导人员，也就是音乐照护师。因而选择高质量、高水平的音乐照护师是提高老年人音乐照护活动质量的关键。音乐照护师要热爱养老事业，要有奉献精神以及丰富的指导经验。

2. 对工作人员的要求

在对待老年人的态度上，工作人员要保持微笑，当好老年人的忠实听众，这是和老年人进行沟通的重要前提，是协调工作人员和老年人关系的必备手段。微笑可以缩短人与人之间的距离，当你在活动中与老年人讲话时，脸上保持微笑可以给对方一种亲切感。所以，在工作中，我们首先要把微笑呈现在老年人面前，当老年人被我们的微笑感染时，就会表现出极大的兴趣和充分的信任，只有这样，老年人才会无所顾忌地与我们交流。当老年人“唠叨”不断时，我们不能表现出不耐烦的情绪，而要以忠实听众的身份认真听他们的每一句话。

3. 活动内容要合理化、人性化

音乐照护活动的内容需要建立在充分调研的基础上，切忌凭空设计，调研的环节主要是面向参与活动的老年人具体展开，通过图表的形式将他们身体、学历、兴趣爱好、精神状况、年龄、背景等相关信息和情况进行汇总，作为音乐照护活动内容组织的依据。这样做才能更好地保障今后开展的音乐照护活动内容更符合老年人的真实需求。

4. 适当把控节奏

老年人音乐照护活动要获得好的效果，音乐照护师必须把握好活动的节奏，使活动呈现出和谐的气氛才能激发老年人的参与热情。主要可以从以下两个方面着手：

第一个方面，针对老人的基本情况来调整节奏，如年龄结构、水平高低等。音乐照护师要对老年人的情况了如指掌，带动时要有针对性。老年人往往因年龄不同、水平高低不同，在思维力、理解力、意志力、注意力等方面存有较大差异。因此，活动过程中的节奏要灵活多变，指导方式采用针对老年人实际状况的方式方法，这样做才能集中老年人的注意力，收到事半功倍的效果。一般来讲，由于老年人的年龄偏大，记忆力减退，活动节奏不宜太快，也不能太慢，应当适度把握。如何把握这个“度”，这就要经常与参与的老年人进行交流与沟通，了解他们的真实情况和需求。以老年人满意不满意作为衡量音乐照护活动成效的重要标准。

第二个方面，观察情绪变化节奏。音乐照护师不能只盯住活动步骤的推进而不顾及老年人的状态反应，应将老年人的动态反应尽收眼底，活动中不断研究、改革传授引导的方式方法。当老年人感到活动内容浅显而缺乏兴趣时，需加快活动的节奏，适量增加难度；当老年人感到倦怠、精力涣散时，要及时插入与音乐照护内容相关的幽默异趣内容，这样做才能使老年人精神舒展，骤然振奋，以便他们延续积极思维。

（二）机构音乐照护活动活动步骤

1. 调研工作确定活动内容

对自己负责的老年人进行全方位的调研，根据调研结果确定音乐照护活动的内容。

2. 活动通知环节

通知的方式可以分为口头通知、电话通知以及书面通知。口头通知，最突出的优点是当面交流；电话通知，以电话为媒介传递信息，准确、到位，成本也不高；书面通知，由于书面通知在制作中需要一定时间，因此要提前准备，书面通知发出后，还要跟踪落实知晓情况。通知除了写明音乐照护活动的时间、地点外，还要明确告知活动的内容、参与人员和组织人员，以便老年人做好相应的心理准备。

3. 通知下达之后的注意事项

音乐照护活动开始之前密切关注老年人的身心状况，以确保音乐照护师对于老年人的情况有比较深入的了解，避免活动开始前老年人出现突发状况。

4. 活动场所选择与布置

活动场所可能是室外也可能是室内，无论是哪一类，都要根据音乐照护活动内容的不同状况来选定。本着场所气氛与活动内容贴合、场所相对安静封闭抑或半封闭、场所容积与参与老人数量之间的协调来选择。除了传统的活动场所装点标识材质之外，要充分运用多媒体、LED 等电子设施来装点场所，可以有效地烘托活动气氛。

五、机构音乐照护活动的评估

机构音乐照护活动评估主要包括两大方面评估。一是从组织者角度出发对机构音乐照护活动实施的评估与指导，二是从老年人角度出发对机构音乐照护活动参与的有效性的评估。

1. 对老年人的评估

对老年人活动状态的关注主要涉及四大方面：情绪状态、注意状态、参与状态、交往状态。因此对活动过程中老年人进行评估可以包括以下几个方面：

（1）老年人对活动的参与度。主要评价在音乐照护活动进程中，老年人的注意力的集中程度以及在活动中的积极性、自主性、能动性程度等。

（2）老年人的情感态度。主要评价老年人在音乐照护活动过程中的情绪状态，包括在活动中表现出来的态度、情感和动作等。

（3）老年人在活动中的互动程度。主要涉及老年人在音乐照护活动过程中与他人互相交流状况的评估，包括活动中与他人的合作交流，互动的次数、形式以及有效性等。

（4）老年人在活动中的能力。主要评估音乐照护活动中老年人在能力展示水平上的表现和反应，包括活动中的语言表达能力、分析判断等能力、动手操作能力以及创造性表达能力等。

2. 其他方面的评价

（1）音乐照护师

音乐照护师对老年人的态度；

音乐照护师的安排是否恰当；

其他工作人员是否清楚自己的分工及责任；

音乐照护活动过程中音乐照护师的表现及合作情况如何；

音乐照护师事前准备工作是否充分；

音乐照护师的气质、风格、形象是否与活动相得益彰；

音乐照护师是否对老年人有吸引力；

音乐照护师表达是否清楚等。

（2）音乐照护活动安排

音乐照护活动安排是否紧密围绕活动的主题；

各个曲目的先后顺序是否恰当；

音乐照护活动程序是否按序进行；

音乐照护活动程序出现了哪些预期外的情况等。

（3）音乐照护活动场所

音乐照护活动场所的音乐是否适中悦耳；

音响设备是否出现故障；

音乐照护活动场所布置是否符合主题；

音乐照护活动场所的温度、湿度、光线如何；

音乐照护活动场所指引标志是否醒目、美观；

音乐照护活动场所是否受到外部噪声的干扰等。

3. 其他

音乐照护活动过程中曾遇到哪些困难，将来如何避免或解决；如何加强活动的正面效果，降低负面的效果；音乐照护活动过程中疏忽了哪些重要的事；不同的人对于活动程序的进行情况抱有什么不同的观点等。

本章小结

老年音乐照护活动适用于居家老年人、社区老年人和机构老年人。在居家音乐照护活动实施过程中，要坚持系统原则、可行性原则、资源原则、针对性原则和参与原则。活动过程中要注意选择合适的曲目、地点、时间，安排好活动时间，做好活动前准备，提醒老年人正确着装、做好热身运动、避免过度运动、预防感冒、防止抽筋，鼓励家属共同参与。在社区音乐照护活动实施过程中，要注意明确活动目的、确定活动内容、确定参加活动的人员、提前做好准备工作，并做好音乐照护活动的结束及分享工作，采用合适的方式进行活动评估。在机构音乐照护活动实施过程中要注意明确活动诉求、确定活动曲目、确定活动场所。

第七章 老年音乐照护典型案例分析

老年音乐照护是老年音乐照护师综合运用音乐照护技术和知识，结合老人情况、活动现场情况等为老人开展的身心愉悦的活动。老年音乐照护师的成长是一个过程，需要持续不断的经验积累才能成长为一名合格的、受人欢迎的老年音乐照护师。

第一节 老年音乐照护师的成长之路

【初次上岗】

某养老机构是一家综合性康养养老中心，老年音乐照护师小王是刚刚来到养老服务中心的年轻照护师。他非常热爱养老行业，更喜欢用音乐照护的方式与老年人互动，刚刚取得老年音乐照护师资质的他希望通过老年音乐照护带给养老机构的老年人更多的欢乐。

这天，是小王的第一次音乐照护活动，他一早就来到养老机构的活动室作起了准备。正当他干劲十足地布置场地、连接电源、摆放音乐照护器具的时候，听说有音乐照护活动的老人们已经三三两两地来到了活动室，期待着这种新形式的娱乐活动。小王也很高兴能得到老人们的支持，但他突然发现活动室的电源接触不良，话筒、音响无法正常使用。他急忙去寻求机构工作人员的帮助，好不容易处理好这个问题又发现活动室座椅的摆放影响了老人的活动，赶忙又去移动座椅。半个小时过去了，小王一直在忙碌，兴致勃勃的老人逐渐失去了耐心，有的爷爷奶奶已经等不及，慢慢离开活动室了。

40 分钟后，小王的首次音乐照护活动终于开始。他热情地向老人们打招呼，带动老人参与到音乐照护活动中。大家也慢慢被他的热情感染，在愉悦的音乐氛围中合着节拍一起动感地运动起来。小王也越来越放松，与老人的互动越来越好。活动进行到第四首曲目，需要使用手摇铃或响板配合乐曲活动，小王让爷爷奶奶们根据自己的喜好自主选择乐器。结果手摇铃颇受欢迎，导致有好几位老人没有选到喜欢的乐器，几位老人失落地看着手拿手摇铃的其他人，动作也渐渐失去了活力。

而小王却并没有注意到，他沉浸在音乐的氛围中，希望用动感的音乐和自己的活力感染大家。刚开始，老人们对于动感的音乐还十分喜欢，但几首下来，一首比一首动感，老人们的身体渐渐吃不消了，希望小王能换几首舒缓的曲目放松一下。小王却说自己只准备了这几首动感的音乐，没有其他曲目了，老人纷纷露出不满的神色。最终，由于音乐照护活动时间较长，老人们都感到身心乏力，纷纷表示不愿意再继续了，一起离开了活动室，留小王一个人在活动室中。

小王感到非常沮丧，他的第一次音乐照护活动就这么不欢而散，他本来希望通过这次活动加深老人对他的好感，没想到计划全泡汤了。

晚上，沮丧的小王找到了他的音乐照护带教老师橙子姐姐，希望听听她的建议，为自己的初次音乐照护带动提提意见。

【指导分析】

橙子姐姐听了小王的讲述，微微一笑："年轻人，你要学习的还多着呢。今天晚上我先为你恶补一下。"

要组织一场成功的音乐照护活动，需要在活动之前就进行充分的调研思考，对老年人的情况进行充分评估。在充分调查的基础上，写出活动计划并具体地进行实施方案的设计，因此活动的事先谋划和组织实施的考虑非常重要。而音乐的本质是有组织的音响运动，创造音乐形象，表达感情思想，反映社会生活的艺术形式。通过感受力和表现力，激发、挖掘、发展每个人的音乐基本能力，起到培养、塑造和修复功能。

一、活动前充分准备

（一）工作准备

1. 进行调查研究。和老年人充分沟通交流，了解老年人的需求和爱好、喜欢的曲目、身体状况、活动情况等，对老年人进行充分的评估，这是每一次音乐照护活动开展的前提和基础条件。

2. 撰写音乐照护计划。对于活动时间、地点安排、目标、形式、规模、现场布置、活动流程安排等活动所涉及的基本要素事先谋划，活动所涉及的人、财、物有预算和安排。

3. 活动实施方案。活动方案中对于活动的具体细则和步骤，进行更详细的说明。对活动标题、内容、活动范围、人员配置分工、活动过程、活动道具详细说明，对活动的效益、效果进行预先分析和评估等。

（二）乐曲准备

乐曲的选择应该是热身曲目、活力曲目、放松曲目的组合，曲目适当，搭配合理，同时应该是老年人喜闻乐见、符合他们年龄特点和身心特征的乐曲，这样才能让老人愿意听、愿意学、愿意做。同时，曲目的选择也不是一成不变的，可以根据老年人群体的身心状况及活动现场的情况及时调整，切勿以不变应万变，用不适合的曲目带动老年人。

乐曲的选择非常重要。在活动刚开始的开场曲目能够把老年人带入音乐的旋律当中。在活动进行当中，选择老人喜欢的轻快、有节奏的音乐，调节老人精神。在活动快结束时，选择安静平和的曲目，使老人情绪平稳、身心愉悦。例如，在某次音乐照护的带动中，最终选择了《众人划桨开大船》《铃儿响叮当》《草原上升起不落的太阳》《保卫黄河》《安尼特拉之舞》《匈牙利舞曲》《小城故事》《年轻的朋友来相会》《中国功夫》《花仙子》《我爱洗澡》《假如幸福的话你就拍拍手》《月光下的凤尾竹》《布谷鸟》《军港之夜》等曲目。这些曲目都是老年人熟悉并且喜欢的，而且动静结合、搭配合理，容易引起老人的兴趣。

二、活动中现场管控

以上这些前期的谋划和准备，对于活动组织和现场实施具有非常重要的作用，是活动能够顺利实施的几个重要保证。同时在组织实施活动过程中，还要充分考虑以下几个方面：

1. 工作准备是基础。包括道具准备、场地准备、环境准备和人员准备，尤其是活动乐器一定要准备充足，避免出现老人没有乐器或没有拿到自己喜欢的乐器的情况。

2. 好曲目是关键。每一次从歌曲库当中抽取不同的曲子做一个系列主题，作为老年人歌曲的选择，要选相对舒缓的曲子。对于活力曲目的设计，要适合老年人在轮椅上活动和身体的律动。

3. 活动流程的管控是重点。根据老年人的身体情况，音乐照护活动的时间最好控制在40—60分钟，并随时根据活动现场老人的情况进行调整。因此每首乐曲的时间，老年人活动的动作，老年人交流学习的时间过程，都要进行精心的考虑和安排。

4. 活动现场的安全风险的防范是保障。老年人在活动过程中存在各种不确定的风险，要确保老年人从参加活动前到活动过程中每个动作的进行，以及活动后离开现场都要有安全保障，对于不可预知的不确定性的风险要提前预防。

5. 关注老年人需求，细心观察老年人对于活动和乐曲动作的想法是根本。老年音乐照护师一定要细心、细致、周到，即便是活动分组时也要注意老年人的情况差别、个体差别。活动开展过程当中，对于个别不愿意参加，或者身体、情绪出现问题的老年人，不能强求，要尊重他们的选择。同时要讲解清楚活动要求，演示音乐照护动作过程中要缓慢、清晰、大声地进行沟通，用老年人容易理解的语言和方式，确保每位老年人都能够明白动作要求。

三、活动后总结评估

音乐照护活动总结评估也是一个重要环节。活动结束后，要对于本次活动所反映出来的问题进行思考，要进行沟通、交流、反馈，要有书面总结、文案整理，便于下次活动改进。

四、音乐照护活动的核心理念

（一）和谐理念

老年人音乐照护活动的核心理念即“和谐”。《现代汉语词典》关于和谐的解释是：配合得适当；和睦，融洽。中国传统文化提倡“天人合一”“以和为贵”，本质上就是和谐。

在音乐照护活动中的和谐理念，主要指音乐照护活动的各环节之间搭配协调、活动内容与主题协调、活动内容与参与人员协调，以及活动组织过程中各环节之间能够协调等。从老年人音乐照护活动的本质来看，通过组织老年人参与音乐照护活动促进老年期的社会适应，本身就具有和谐的含义。老年人音乐照护活动的对象就是老年参与者本身，音乐照护活动提供幸福快乐与老年人分享，使老年人重焕生活的激情，促进了个人与群体、个人与自然、群体与自然的和谐关系。“独乐乐不如众乐乐”，在音乐照护活动设计上要体现同舟共济、团队合作、群策群力等人文精神。同时，老年人音乐照护活动还应该成为体现地方文化、风土人情的重要载体。

（二）人本理念

人本就是以人为本。老年人音乐照护活动的目的要体现对老年人的关怀。人是活动举办过程中最活跃的因素，以人为本包括了以下三方面的内涵：首先是活动参与者的意愿和诉求，应充分听取、了解养老机构和老年人的意见和想法；其次是音乐照护活动能够吸引、方便更多人参与其中；最后是老年人音乐照护活动要符合人们的审美需求。

五、老年音乐照护师应具有的素质

音乐照护活动各要素中最重要的就是老年音乐照护师，他是参与者能否在自由自在、独立自主与互动交流的情景下进行活动体验的灵魂人物，也是引导老年人音乐照护活动有效达到参与者期望要求的主要动力。

由此可见，老年音乐照护师在组织老年人活动策划与拓展等方面扮演着关键性角色。老年音乐照护师应具备以下认识，才能扮演好自己的角色，成为推动老年人活动成功举办的关键人物。

（一）老年音乐照护师是专业策划者

老年音乐照护师最基本的条件，是必须拥有老年人活动相关领域的专业知识与技能。具备音乐照护活动策划、协调、执行和评估能力，具有为社会、机构及组织认同的专业地位。一位专业老年音乐照护师策划老年人音乐照护活动方案时，应先了解老年人的活动需求，再策划能提升老年人音乐照护活动体验效果的活动方案，如此才能符合老年人音乐照护活动组织的要求及满足参与者的期望。活动策划的重点是以参与者的需求为导向、以服务为中心及以提供精神满足为目标，并且依据不同群体设计多元的老年人音乐照护活动，为参与者创造一个促进老年人活动体验的优质环境，使老年人能获得满足期望的音乐照护活动体验。

（二）老年音乐照护师是活动领导者

老年音乐照护师不只是专业策划者，更是音乐照护活动的领导者，是音乐照护活动参与者与活动组织之间重要的沟通中介。老年音乐照护师是否具备领导能力，是音乐照护活动进行是否顺利的重要影响因素。一位卓越的老年音乐照护师除了必须具备领导职能外，还需具备诚实、称职、聪慧、公正、心胸宽大等特质，而这些特质也可视为老年音乐照护师的基本要求。

六、老年音乐照护师应该培养创新思维

老年音乐照护师除了要有深厚的知识积累、丰富的经验，还应有发散性的创新思维。通常情况下，创新并非完全从天而降，创新主要依靠激发，个人的意识培养也十分重要。

（一）主动培养创新意识，克服惰性思维

从人的大脑结构来看，与创意相关的应当是右脑思维。但右脑能力的培养，除了遗传外，更多是要靠主动记忆和观察。因此，作为老年音乐照护师应当具备主动的意识，在生活和工作中，克服惰性思维，多看、多听、多想，留心观察生

活当中的细节。

（二）突破思维定式，训练发散思维

创新意识或发散思维是创新活动中的思维，通过标新立异，发明或者创造出前所未有的新思想、新观念和新理论。只有勇于突破现有的思维定式，才能从不同的视角来关注所研究的问题，从而获得创造性的发现和结论。

（三）寻求诱发灵感的契机，提高想象力

想象力是直接创新思维的力量，是创造力的源泉，人类所有重大的基础科学理论、艺术创作和策划工作，都是由想象力创造的。因此，作为专业的老年音乐照护师，还应时刻关注各种能够诱发灵感的资讯和事件。

【成长提升】

经过橙子姐姐的耐心指导后，小王重拾对音乐照护活动的信心，他希望自己能通过音乐的桥梁再次与爷爷奶奶建立起深厚的友情。

这天，养老机构来了一位张爷爷，因为摔了一跤，本来身体很好的他，暂时生活不能自理，由活力区转到了半自理区，他心情不太好，情绪也不稳定。中心领导希望能够通过音乐照护来安抚老年人们的心灵，让张爷爷能够和其他老年人一起适应这里的生活，安定下来，并且能够高兴起来。小王打听了张爷爷的爱好：张爷爷以前是一位教师，很喜欢文艺活动。正好这个月的音乐照护活动又要开始了，小王决定去跟张爷爷好好聊一聊。看看他喜欢的音乐是什么，并且介绍一下中心的音乐照护活动。

因为半自理区老年人的身体不是很好，所以小王在活动之前对老年人身体做了全面的评估。小王设计了完整的活动计划和方案，活动时间定在了周六上午 9:00 到 10:00。周五小王提前去活动会议室现场检查准备情况，确保电脑、音响等可以正常使用，并检查了手摇铃、响板等道具。周六一大早，小王和工作人员、志愿者一起用轮椅从房间把老年人接过来。9 点钟活动准时开始，先后播放了 5 首曲目，老年人们跟着节奏拍响板、摇手摇铃，还跟着音乐哼唱。活动结束了，老年人非常开心，张爷爷也很开心，和其他爷爷奶奶一起有说有笑。小王也非常高兴，大家一起做好记录，整理现场、打扫卫生，最后把老年人送回房间。

就这样，小王成长为养老机构最受老人欢迎的老年音乐照护师，大家都喜欢他的热情、他的活力和他的音乐照护。他的音乐照护也变成了机构老人的“快乐起床号、美妙进餐曲、温馨洗澡歌和全民大 K 歌”。看来，老年音乐照护师也是需要成长的，而成长的过程就是更加以人为本、耐心周到、换位思考、提升进步的过程。

第二节 老年音乐照护典型案例

快乐的起床号

王奶奶是入住养老机构的一位失能卧床老人，每天清晨护理的时候，老人还没有完全清醒，工作人员给老人洗脸、擦身时，老人还有些抵触。也因此，每次的清晨护理，王奶奶都不太高兴。后来，小王了解到这一情况，他在带动王奶奶开展音乐照护的过程中发现奶奶特别喜欢《茉莉花》这首曲目，行动不便的她每次听到这首曲目都会不由自主地哼唱起来。于是他建议工作人员在清晨护理时为王奶奶播放这首曲子，在温柔的曲调中，慢慢唤醒王奶奶，迎接新的一天。

果然在后面的晨间护理时，老人听到《茉莉花》的音乐露出了笑容，也愿意配合工作人员了，护理员也在音乐声中完成了晨护。让老人从原来的被动配合变成了温暖享受。

现在每天 6 点钟，养老机构特护区的每个角落，都可以听到美妙的《茉莉花》，大家亲切地把它称为“快乐的起床号”。

温馨的洗澡歌

王爷爷今年 75 岁了，身体完全不能活动。之前，护理员在帮王爷爷洗澡的时候，王爷爷很是不情愿，有些紧张，有些抵触。后来，在洗澡之前，护理人员先跟王爷爷好好聊聊天，及时沟通与交流，让王爷爷波动的心绪慢慢平静下来。但每次洗澡前都需要花费很长的时间来对王爷爷进行情绪疏导，护理员也感到疲惫不堪。收到护理员求助的小王在经过认真调查和思考后，建议养老机构在老人的洗浴间安装防水的音箱设备，这样老人在洗澡的时候也可以听到优美的音乐，既能放松心情，也是娱乐享受。

因为王爷爷是不能自理的老人，所以每到洗澡的时候，护理员都会轻柔地把老人放在专门的洗澡床上，从房里直接推到洗浴间，非常方便。护理员会提前在洗浴间里备好浴巾、毛巾、衣服、洗发露、沐浴乳、吹风机等等，以备老人使用。另外，护理员还会把室温、水温都提前调试好，保证让老人舒舒服服的。洗澡的时候，会有两名护理员一块儿协助老人，轻柔地翻身擦洗，老人就更安全舒适了。耳边听着舒适唯美的音乐，温暖的水花映出老人满意的笑容。怪不得越来越多的老人爱上了这样的洗澡方式，劝说爷爷奶奶洗澡再也不是一件令人头疼的事情了。

同时，护理员在小王的指导下还做了一点创新：护理员在经过长期琢磨与系统的培训后，给老人洗澡的动作还能够和着曲子同步进行。歌曲第一段的时候，正好给老人洗好前胸；第二段的时候，正好给老人擦完后背；当播放完第三段的时候，洗澡也就基本结束了；到了第四段，正好就到了给老人进行擦身吹干的阶段。就这样，一首温馨的洗澡歌，不仅让老人身心愉悦，而且还变成了护理员洗澡训练的欢乐节奏。

美妙的进餐曲

在养老机构的特护区，有十位老人，他们的共同特点就是身体不能自理，甚至有一多半的老人，还需要鼻饲饮食照料。老人不能活动，也不能说话，还有的老人会出现嗜睡的状况，这给护理员的护理工作带来了很大的麻烦和困扰。护理员将这一情况告知了照护主任，照护主任希望小王能通过音乐照护的方式帮助爷爷奶奶更好地进餐。于是，在小王的指导下，护理员开始尝试在给不能自理的老人喂饭的时候，和老人一起聆听美妙的音乐。

每顿饭前，护理员都会轻轻唤醒老人：“李奶奶，醒醒咯，吃饭啦。”听到优美的音乐，老人的眼睛比以前更有精神了。老人看到的是护理员的微笑，听到的是温馨的歌声。虽然不能言语，但透过老人的眼神，能感觉到老人此刻是非常幸福的。一顿饭的工夫，可能也就是短短的十几分钟。可哪怕是这短短的十几分钟，我们也希望老人不是孤独地躺在床上，而是感受生活的美好，也期望能用满满是爱的音符，让每一位老人都幸福安康。

全民大K歌

在养老机构有这么一句口号：让躺着的老人坐起来，让坐着的老人站起来，让站着的老人动起来。生命在于运动，哪怕只是短时间坐坐，对于卧床老人都是一种呵护与关爱。

因此，小王的音乐照护在这里备受欢迎。每天下午3点，工作人员都会引导老人进入养老机构专门的音乐大厅，音乐大厅的最后一排，是专门留给失能老人的“K歌舞台”。

当大屏幕播放出绚丽的音乐背景，耳边响起了经典歌曲，大家就高唱红歌，乐在其中。从《打靶归来》到《大海航行靠舵手》，从美丽的《南泥湾》到《没有共产党就没有新中国》，唱出了难忘的回忆，也唱出了快乐的新生活。

工作人员会在每个老人面前的小桌上放一个“百宝箱”，里面全是老人的音乐伴奏工具。《校园的早晨》用的是圆响板，《打靶归来》用的是大拍板，《打起手鼓唱起歌》用的是手摇铃和非洲鼓。

尽管参加音乐照护活动的大多是身体情况稍好的老年人，有的失能老人不能活动，只能坐着听，但是只要在养老机构快乐的“大家庭”里，我们就要让老人感受到生活处处充满阳光，充满音乐，充满快乐！

祝你生日快乐

养老机构每个月的9号，都会为当月过生日的老寿星们集中举办一场“快乐生日会”。之所以把时间定在9号，也是希望老人能长长久久、快乐永久。同时，也会邀请家属来参加，老人与家属聚在一起，说说笑笑、热热闹闹，共同庆祝老人的寿辰。尤其是在小王把养老机构的音乐照护活动带动得红红火火的时候，快乐的音乐更是遍布了机构的每一个角落。

无奈的是，由于一些原因，为了老人健康，有一段时间养老机构禁止家属入院探望。为此，工作人员做了大量的安抚工作，虽然家属和老人们都表示能理解，但眼看又要到生日会了，难道真的要让这个月生日的老人们过一个冷冷清清的生日吗？

一切为了老人，为了老人的一切。养老机构坚持了十年的“快乐生日会”，要将快乐继续传递下去。于是，养老机构的工作人员与老年音乐照护师小王立马开始商议，最后在小王的建议下，他们决定进行一次大改革，那就是把养老机构的活动大厅展示墙打造成8平方米的高清显示屏，并配有高清摄像头、高音质音箱等。

安装设备的过程中，老人们都赶来看热闹，以为安装的是大彩电，小王忙跟他们解释道：“这呀，是我们的高清大屏幕，等到生日会的时候，大家就可以通过大屏幕，直接和孩子们对话了！”

经过大家的努力，养老机构终于在生日会前完成了安装调试。大家翘首以盼，很快，生日会如期而至。

老人们很早就起来了，李爷爷认真地刮着胡子，张奶奶在挑选究竟戴哪条丝巾，王奶奶还给自己抹上了口红。老人们认真的神色，让工作人员更加不敢懈怠。

上午10点，老人们穿着干净漂亮的衣服，整齐有序地坐在机构的活动大厅里，几位老寿星也都戴上了生日帽，坐在寿星专席上。同为寿星的高爷爷，身体不能活动，工作人员就把老人轻轻抱到轮椅上，系好安全带，送到活动大厅。小王希望“快乐生日会，一个都不少”。这时候，工作人员打开了大屏幕，老人们发现，大屏幕上不仅有老人自己的画面，居然还有寿星老人的孩子的画面。原来，在小王的建议下，工作人员提前用微信给寿星家属们建了一个群，家属纷纷表示支持，在同一时间统一上线。老人们兴奋地叫出孩子的名字，孩子们也通过视频把祝福送给了自己的爸爸、妈妈。随后，工作人员把生日蜡烛点上，大家一起唱着别有一番意义的生日歌，唱着、笑着、感动着，一切美好都随着音乐在养老机构中飘荡。活动结束后，家属们纷纷发来了表示感谢的短信，感谢养老机构精心为他们组织的这场快乐而难忘的生日会，也感谢老年音乐照护师小王用他的音乐照护理念不断感染、带动着老人们。

这块电子大屏，也丰富了养老机构老人的业余生活。每天，工作人员都会通过大屏幕给老人播放音乐，或是组织老人一起观看电影。最重要的是，每当老人想家人的时候，工作人员就会通过大屏让老人和家属现场视频，虽然疫情阻断了物理连接，但亲情不断、关爱不断，幸福快乐永相伴。

快乐的生日会，精彩的文娱活动，让老人足不出户，感受到家庭般的温暖与快乐，老人们的欢声笑语，就是人间最美的音符。祝愿天下所有的老人，身体健康，万事如意。

本章小结

老年音乐照护师的成长是一个不断学习、积累的过程。音乐照护师是专业策划者和活动领导者，应该主动培养创意意识、克服惰性思维，突破思维定式、训练发散思维，寻求诱发灵感的契机、提高想象力。在老年音乐照护活动中遵循音乐照护活动的核心理念——和谐理念、人本理念，活动前要做好充分准备、活动中要做好现场管控、活动后做好总结评估。

附录：来自音乐照护活动带动者的声音

1. 社会工作者

音乐是一种艺术形式和文化活动，旋律响起时人们往往无法抗拒，立即处于音乐的氛围当中，使人忘却烦恼，净化心灵。音乐是一种世界通用的语言，它不受种族、地域、贫富、贵贱的限制，任何国家、任何文化的人都能听懂它、享受它。出于对课程的好奇及朋友的极力推荐，我参加了第十六期音乐照护课程的培训。

四天的音乐照护师培训，时间紧、内容多，虽然累，但是每天都感觉很充实也很快乐。非常感谢授课老师细心的教导。从课程中，我既了解了音乐照护的由来和发展历程，也理解了音乐照护的含义和作用，同时也学到了音乐照护的各种动作。

培训后，我依旧坚持复习老师教授的知识和动作，并且进行练习。同时，我也将培训中学到的内容运用到生活中，通过音乐照护去加深与老人的沟通，增进和改善人际关系，安定情绪、让生活更有意义。上百平方米的舞台上，我们让老人们围成一个圆，每位老人都能看到在场每一个人的动作和表情，在志愿者指导下，学习基本动作。随着音乐声起，老人们开始踩着音乐节奏动起来，时而上下拍打身体，时而前后左右转动手腕，时而揉搓手指，时而上下拍打手臂。老人们一起听音乐做运动，情绪相互感染。游戏互动时，一些平常不爱动的老人，也能积极参与其中。

我会继续努力，为更多有需要的人提供更多的帮助，在这个过程中，不断地充实自己，同时也为更多的人带去快乐和幸福。

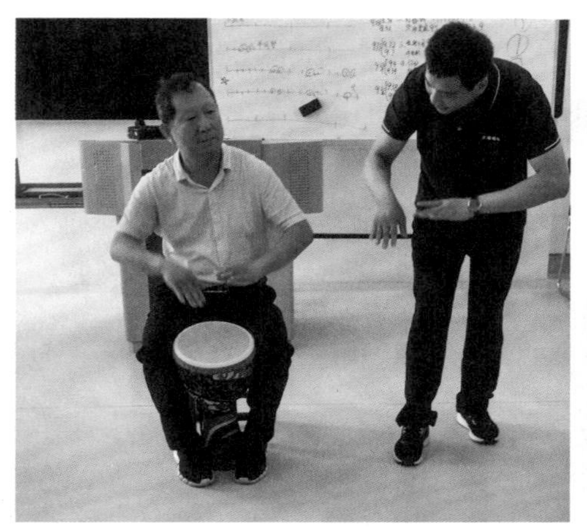

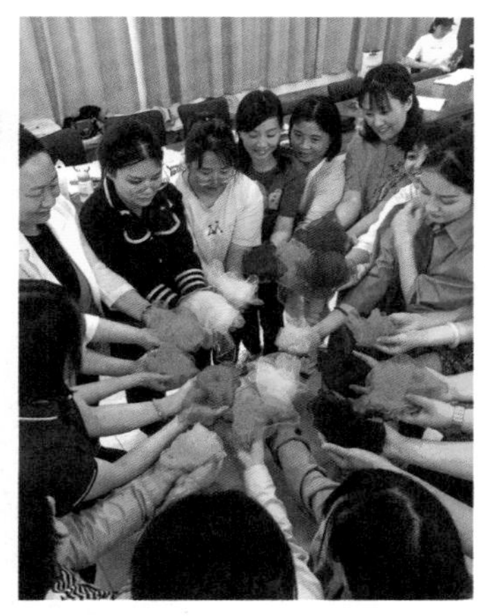

2. 财务人员

我是一名在养老机构工作的财务人员，一次巧合，我参加了音乐照护师初级课程。如果没有参加这次课程，我想我还是和大多数财务人员一样吧。

培训一共四天。最初，作为一名财务人员，我很自然地认为课程和我没有任何关系，我只是过来做个过客，看看听听就好。等课程开始，听着音乐，听着老师的节拍，我不由自主地跟着老师律动。最大的感触是，我从老师们身上看到了另一种人生。从他们身上，我看到了他们对音乐照护的热情以及对养老行业的热爱。老师向我们讲述了音乐照护的理念及功能，使我们认识到音乐照护是不分对象、不分地点、在任何时间都能以音乐为引导，达到身心健康照护的目的。

对我而言这是一次不一样的体验，也是一次心灵的洗礼。往后我也会将老师教授的相关知识传递给我身边的家人、同事、朋友。希望音乐照护也给我身边的人带来不一样的体验，也希望通过音乐照护的传递，加深彼此之间的沟通，给大家带去更多的笑容，收获更多的幸福。尽管不是专业的养老人员，我也希望通过自己的微小力量，去感染更多的人，也同时在此过程中，不断地升华自己，获得更多的收获。老有所为，老有所学，老有所乐，已成为老年人的晚年生活理念。音乐照护动作虽然简单，却需要手、眼、脑的协调配合，可以让老人获得身心的双重愉悦。它不仅可以满足老年人的求知和娱乐需求，也让老年人在娱乐的同时提升文化自信，展现老年生活的别样风采。

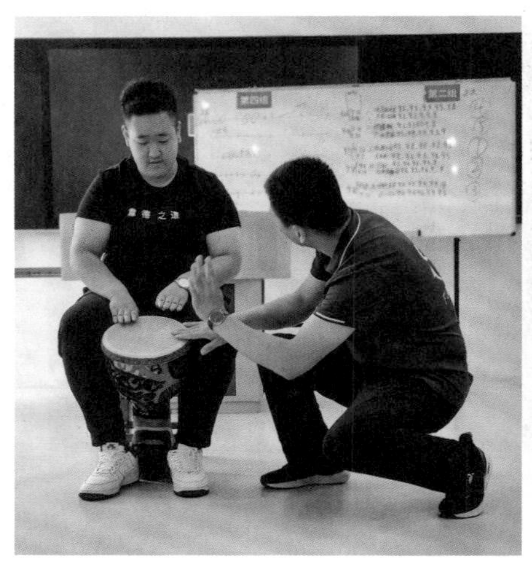

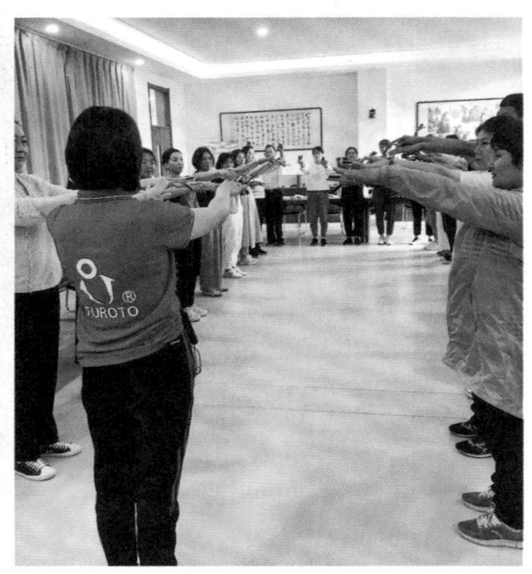

3. 护理人员

我是养老院的一名普通护理员。我每天都会接触不同的老人。当中有脾气温和的老奶奶，当然也有脾气火暴的老爷爷；遇见肯配合的老年人时我们很轻松，但不配合的老人我们往往要花费大量的时间，压力大的时候也会有些抱怨。为了增强我们员工的个人能力，在院领导的安排下我开始音乐照护课程的学习。

培训前，我对音乐照护完全不了解。培训中，在授课老师的细心教导下，我渐渐开始了解音乐照护，开始明白它是什么，它的由来及发展，了解了它的作用和影响。我开始明白自己来参加课程的意义，所以学得更加认真。

回到工作岗位后，我用老师教授的相关知识去带动院里的老年人，每天坚持带老人们进行一首歌的练习。起初，有些老人坐着不动，渐渐地，跟着音乐，跟着我的节拍动作，老人还是不由自主地动起来。之前火暴脾气的爷爷奶奶们也开始越来越活跃了，有时和周边的老人聊天开玩笑，有时也和我们护理人员一起聊天开玩笑。我们护理人员的工作压力也得到很大的缓解，老人们对我们的态度也越来越亲切了。护理员和老人们成了好朋友，老人和护理员都得到了精神上的满足。老人们边听音乐边做运动，快乐的情绪互相感染、彼此带动，就连平时不爱运动的老人也积极参与其中。

每天早晨，伴随着音乐声，老人们在我们的带领下，纷纷踏着节拍舞动起来。时而上下拍打身体的相关穴位，时而前后左右转动手腕，时而揉搓手指、拍打手臂，节奏明快的音乐让人不由自主地律动起来。

4. 养老院院长

我是江苏省新沂市某老年公寓的院长。我们这个老年公寓，平时就三件事：老人吃好、喝好、玩好。对于玩好，平时我们做很多努力，有音乐活动、竞技活动和其他的活动。但是，在这几天的学习当中，对比我们两位授课老师精心准备的课程内容，是非常有差距的。

两位音乐照护老师在培训当中既有静的、柔美的曲目及动作，同时也有节奏感很强的曲目及动作，非常适合不同的老人。如果我们为每位老人都准备一个乐器（手摇铃、响板等）之后，按照老师给我们教的内容去用心教授每位老人，一定会出来非常意想不到的效果。无论是手摇铃还是响板，都能让我们感觉到音乐的美。

在之后的日常活动中，音乐照护在我院进行了普及。我们将音乐照护内容和知识，传授给我们院里面每位老人和全体员工，并且每天早晨都安排了练习，音乐照护已经是我院必不可少的一大特色。在学习和训练的过程中，我们的员工和老人都可以得到快乐和满足。更重要的是在此过程中，让老人动脑、动眼、动手、动脚，同时在活动过程中能够检测老人肢体是否协调、语言是否清晰、眼睛是否灵敏等。我们通过音乐照护既丰富和充实了全体员工的生活，又给院里的老人带

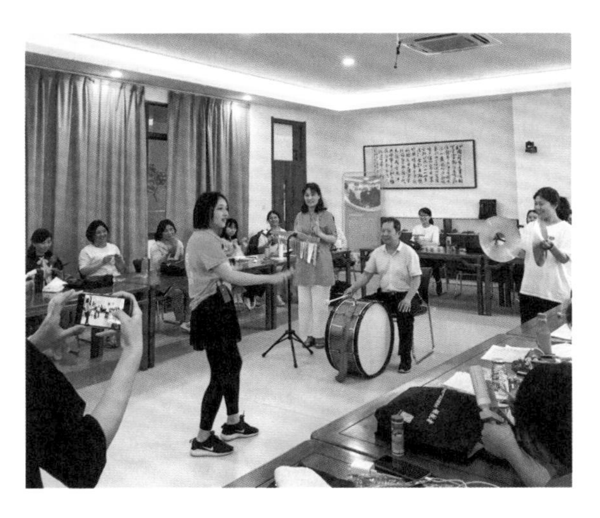

来了新的生机。

现在，音乐照护在我们院里已经无人不知了，每当音乐响起，总能看到我们的员工和老人们在愉快地活动着。

5. 康复师

我作为养老中心的一名康复师参加了音乐照护课程，在两位老师的教导及带领下，感触颇多。

此前，我一度以为对于老人的康复治疗，只是用我自身的专业知识去帮助老人达到身体上的康复就可以了，没有考虑过老人心理上的感受，一度忽略了老人心理及精神上的治疗。而且，对于老人的康复治疗也是有一定的人力需求的。

培训中，在老师的带领下，我会不自觉地随着音乐跟着老师的节拍一起晃动身体，在不同的曲目中，体会音乐不同的魅力。我们每天都要学习不同的曲目，却不觉得枯燥，记节拍和动作或许会累，但是每一天都有不同的体会，每一天都会有不同的收获，每一天都感觉活得很充实、很满足。

此后，我深深地喜欢上了音乐照护。在养老院老人日常照护中，我将我从课程上学到的内容教授给我们的护理人员，也在日常康复治疗中加入音乐照护的内容。渐渐地，我们院里的气氛变了，无论是护理人员还是老人们，笑容越来越多了，生活也越来越融洽了。我和老人之间也越来越熟悉了，他们会开心地向我诉说着过往，也会在进行康复治疗时十分认真地融入，老人们康复的速度也在不断加快。现在，音乐照护已经是我们养老院每天的必修课了，清晨伴着音乐，我们又开始了新的一天!

参考文献

[1] 蕾切尔·达恩利-史密斯，海伦·M. 佩蒂 . 音乐疗法 [M]. 重庆：重庆大学出版社，2014.

[2] 高天 . 音乐治疗学基础理论 [M]. 北京：世界图书出版社，2007.

[3] 高天 . 音乐治疗导论 [M]. 北京：世界图书出版社，2008.

[4] 高天 . 创伤和资源取向的音乐治疗 [M]. 北京：中国轻工业出版社，2021.

[5] 杨丽珠，刘文 . 毕生发展心理学 [M]. 北京：高等教育出版社，2006.

[6] 张伯源 . 变态心理学 [M]. 北京：北京大学出版社，2005.

[7] 杜青青 . 释放心灵——抑郁症与音乐 [M]. 哈尔滨：黑龙江人民出版社，2016.

[8] 罗小平，余瑾 . 老年·音乐·精神：老年精神音乐学简明读本 [M]. 北京：中国中医药出版社，2011.

[9] 蒋存梅 . 音乐心理学 [M]. 上海：华东师范大学出版社，2016.

[10] 赵小明 . 本土化音乐治疗与实操 [M]. 哈尔滨：北方文艺出版社，2018.

[11] 韩菊，等 . 老年康体指导职业技能教材，音乐照护服务 [M]. 北京：化学工业出版社，2021.

[12] 张刃 . 音乐治疗 [M]. 北京：机械工业出版社，2020.

[13] 吴幸如，黄创华 . 音乐治疗十四讲 [M]. 北京：化学工业出版社，2010.

[14] 唐东霞，王允 . 老年活动策划与组织 [M]. 南京：南京大学出版社，2014.

[15] 邬沧萍，姜向群 . 老年学概论 [M]. 北京：中国人民大学出版社，2006.

[16] 吴华，张韧韧 . 老年社会工作 [M]. 北京：北京大学出版社，2011.

[17] 朱迪·艾伦.活动策划全攻略[M].北京：北京大学出版社，2010.
[18] 张沙骆，刘隽铭.老年人活动策划与组织[M].北京：北京师范大学出版社，2015.
[19] 王宇红.老年人音乐介入照顾小组项目：音乐照护与身心活化训练进社区[J].中国社会组织，2014（9）.
[20] 支孟云，音乐治疗在老年人康复活动中的应用[J].艺术研究，2018（4）.
[21] 胡宏伟，李延宇，张楚，等.社会活动参与、健康促进与失能预防——基于积极老龄化框架的实证分析[J].中国人口科学，2017（4）.
[22] 曾守群.论文化活动对老年人心理健康的促进功能[J].湖北函授大学学报，2017，30（2）.
[23] 谢鸣.老年人"文化养老"的现状及对策研究——以贵州省为例[J].广西广播电视大学学报，2020，31（4）.
[24] 姜佳怡，陈明，章俊华.上海市社区公园老年游客活动差异及影响因素探究[J].景观设计学，2020，8（5）.
[25] 陆小香.身心功能活化运动对社区和养老机构老年人健康的促进作用[J].中国老年学杂志，2017，37（27）.
[26] 张婷.音乐治疗对言语障碍性阿尔茨海默病的质性研究[D].哈尔滨师范大学，2017（6）.
[27] 薛梅华.日常生活活动量表在老年护理中的应用[D].中国现代护理杂志，2010.
[28] 音乐介入养老照护——江苏经贸职业技术学院人才培养小记[N].光明日报，2014-12-06.
[29] [日] 宮本啓子，ミュージックケアーその基本と実際[M].东京：川島書店，2012.

本书由上海开放大学
“上海养老服务从业人员培训-养老服务系列读本开发出版”项目
资助出版

图书在版编目（CIP）数据

老年音乐照护 / 韩菊主编. — 上海：上海教育出版社，2023.4
（养老照护系列丛书）
ISBN 978-7-5720-1929-6

Ⅰ. ①老… Ⅱ. ①韩… Ⅲ. ①音乐疗法 - 应用 - 老年人 - 护理学 Ⅳ. ①R473.59

中国国家版本馆CIP数据核字(2023)第058995号

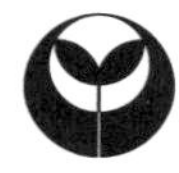

责任编辑　张璟雯　李　玮
美术编辑　毛结平

养老照护系列丛书
老年音乐照护
韩　菊　主编

出版发行　上海教育出版社有限公司
官　　网　www.seph.com.cn
地　　址　上海市闵行区号景路159弄C座
邮　　编　201101
印　　刷　上海展强印刷有限公司
开　　本　700×1000　1/16　印张 8.75
字　　数　140 千字
版　　次　2023年4月第1版
印　　次　2023年4月第1次印刷
书　　号　ISBN 978-7-5720-1929-6/G·1735
定　　价　48.00 元

如发现质量问题，读者可向本社调换　电话：021-64373213